AF475368

L'ŒUVRE MÉDICO-CHIRURGICAL
Dr CRITZMAN, Directeur

Suite
DE
Monographies Cliniques
SUR
les Questions Nouvelles
en Médecine
en Chirurgie, en Biologie

N° 18
(publié le 5 juillet 1899)

TRAITEMENT DE L'APPENDICITE

PAR

FÉLIX LEGUEU
Professeur agrégé à la Faculté de Médecine de Paris,
Chirurgien des hôpitaux.

Chaque monographie séparément 1 fr. 25
PRIX DE L'ABONNEMENT A 10 MONOGRAPHIES : 10 FRANCS — ÉTRANGER : 12 FRANCS

PARIS
MASSON ET Cie, ÉDITEURS
LIBRAIRES DE L'ACADÉMIE DE MÉDECINE
120, BOULEVARD SAINT-GERMAIN

1899

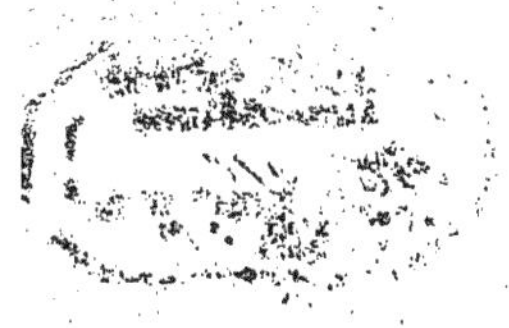

CONDITIONS DE LA PUBLICATION

La science médicale réalise journellement des progrès incessants; les questions et découvertes vieillissent pour ainsi dire au moment même de leur éclosion. Les traités de médecine et de chirurgie, quelque rapides que soient leurs différentes éditions, auront toujours grand'peine à se tenir au courant.

C'est pour obvier à ce grave inconvénient, auquel les journaux, à cause de leur devoir de donner les nouvelles médicales de toutes sortes et nullement coordonnées, ne sauraient remédier, que nous avons fondé, avec le concours des savants et des praticiens les plus autorisés, un recueil de Monographies destinées à pouvoir être ajoutées par le lecteur même aux traités de médecine et de chirurgie qu'il possède, les tenant ainsi au courant de toutes les innovations et de toutes les grandes découvertes médicales.

Nous tenant essentiellement sur le terrain pratique, nous essayons de donner à chaque problème une formule complète. La valeur et l'importance des questions sont examinées d'une manière critique de façon à constituer un chapitre entier, digne de figurer dans le meilleur traité médico-chirurgical.

La *Médecine* proprement dite, la *Thérapeutique*, la *Chirurgie* et *toutes les spécialités médicales* sont représentées dans notre collection. Les Sciences naturelles n'y seront pas non plus négligées. La *Zoologie*, la *Microbiologie* avec la sérothérapie et les problèmes de l'immunité, la *Chimie biologique* et les toxines trouveront une large place dans cette publication.

Chaque question y est traitée, soit par celui dont les travaux l'ont soulevée, soit par l'un des auteurs les plus compétents, et chacun, homme de science, praticien ou simple étudiant, pourra facilement et sans perte de temps y étudier la question qui l'intéresse. On y trouvera réunies la presque totalité des grandes découvertes médicales traitées d'une manière classique. Par sa nature même, par son but, notre publication doit être et sera absolument éclectique. Elle ne dépendra d'aucune école.

Les **Monographies** *n'ont pas de périodicité régulière.*

Nous publions, aussi souvent qu'il est nécessaire, des fascicules de 30 à 40 pages, dont chacun résume une question à l'ordre du jour, et cela de telle sorte qu'aucune ne puisse être omise au moment opportun.

Les Éditeurs acceptent des souscriptions payables par avance, pour une série de 10 monographies, au prix de **10** francs pour la France et **12** francs pour l'étranger.

Chaque Monographie est vendue séparément 1 fr. 25.

Toutes les communications relatives à la Direction doivent être adressées sous le couvert du Dr Critzman, 45, avenue Kléber, à Paris.

L'ŒUVRE MÉDICO-CHIRURGICAL
— N° 18 —

TRAITEMENT DE L'APPENDICITE[1]

PAR

Félix LEGUEU
PROFESSEUR AGRÉGÉ A LA FACULTÉ DE MÉDECINE DE PARIS,
CHIRURGIEN DES HÔPITAUX

Lorsque parut, il y a deux ans, ma première monographie sur l'*appendicite*, on discutait encore sur la pathogénie, sur les causes de cette affection : c'était le prélude nécessaire à la définition d'une formule thérapeutique définitive. Pour bien poser les règles d'un traitement, ne faut-il pas connaître les causes, la nature, les modalités, les dangers d'une maladie? Ainsi il fut fait pour l'appendicite, et l'heure est venue aujourd'hui de dégager des discussions et des controverses, la conclusion pratique, la ligne de conduite à suivre, la formule thérapeutique à adopter.

Qu'est-ce donc que l'appendicite? un foyer *septique* et un foyer *toxique*. Un foyer *septique*, c'est-à-dire une infection, localisée d'abord, puis susceptible de s'étendre à la séreuse et de créer une péritonite. C'est aussi un foyer *toxique*, dont les produits versés dans la circulation vont altérer les organes à distance et tuer certains individus comme le ferait le poison le plus diffusible et le plus virulent.

La suppression immédiate aussi précoce que possible d'un appendice enflammé paraît, au premier abord, le meilleur moyen de remédier aux accidents actuels et de parer aux accidents à venir. Cette vérité cependant ne s'est pas imposée sans difficulté.

Depuis longtemps déjà le professeur Dieulafoy proclamait les bienfaits de l'opération hâtive et entraînait ce grand mouvement chirurgical à qui tant de malades doivent leur salut. Et fort de cet appui autorisé, je défendais ici même, il y a deux ans, la doctrine de l'intervention constante et hâtive.

Mais à cette époque, il y avait encore des dissidences nombreuses : d'abord du côté des médecins, qui croyaient au traitement médical, et revendiquaient son efficacité; puis parmi les chirurgiens, qui n'étaient pas tous également pénétrés de l'utilité de l'opération, en dehors de la péritonite ou de la suppuration.

1. On ne sera pas étonné de trouver à deux ans d'intervalle une nouvelle monographie sur ce sujet. En effet, depuis la publication de notre première monographie sur l'*Appendicite* (épuisée aujourd'hui), la partie thérapeutique de ce chapitre médico-chirurgical a subi de grandes transformations. Comme c'est le but même du programme de l'*Œuvre médico-chirurgical* de tenir le public médical au courant de toutes les grandes questions à l'ordre du jour, nous croyons de notre devoir de consacrer au traitement de l'appendicite un nouveau numéro. N. D. L. D.

Depuis lors le courant s'est accentué : les faits se sont multipliés, la discussion de la Société de chirurgie (1899) a remis en lumière les dangers de la temporisation et les bienfaits de l'opération; et les aphorismes de Dieulafoy, après avoir soulevé des tempêtes, se sont imposés déjà ou sont bien près de s'imposer à tous comme la formule thérapeutique définitive.

L'appendicite est du ressort de la chirurgie. Sur ce premier point, les chirurgiens sont unanimes : tout individu qui a ou qui a eu une ou plusieurs attaques d'appendicite est justiciable de la chirurgie. Il doit être opéré : il doit être débarrassé de son appendice sous peine de graves dangers.

Il n'y a pas de traitement médical de l'appendicite : ce qui veut dire : le traitement médical est impuissant à faire d'une attaque grave une attaque légère, il est impuissant à arrêter, à modérer l'infection, à prévenir la contamination de la séreuse.

Toute appendicite doit être opérée à temps : c'est-à-dire dès que le diagnostic est nettement établi, et d'une façon aussi pressante que possible, suivant les milieux.

Et quand tous les médecins seront pénétrés de ces vérités, on ne verra plus ces morts désolantes, qui sont la conséquence d'une temporisation dangereuse; et la mortalité de l'appendicite sera singulièrement réduite.

C'est ce qui se dégagera, je l'espère, des développements qui vont suivre et dans lesquels j'étudierai exclusivement le traitement de l'appendicite : 1° dans ses *indications*; 2° dans sa *technique opératoire*; 3° dans ses *complications* et ses *suites éloignées*.

I

INDICATIONS THÉRAPEUTIQUES

En présence d'une attaque d'appendicite, quelle conduite doit-on tenir? Je répondrais volontiers par la formule des intransigeants : il faut opérer le plus tôt possible.

Mais il est par trop simple et facile de réduire à une formule aussi générale la série si complexe, si variée des cas qui se présentent à nous. L'opération ne s'impose pas dans tous les cas ni dans toutes les conditions avec la même urgence. Il y a même aujourd'hui sur l'opportunité de cette opération des contestations fort respectables, il est encore des arguments sérieux invoqués à l'appui de ce traitement médical, si malmené cependant et déjà si compromis. Ces contestations, ces arguments, je dois les passer en revue, les analyser et les discuter.

Les circonstances dans lesquelles se présente une appendicite se résument à quatre :

1° *Il y a une péritonite généralisée*;

2° *Il y a un abcès péricæcal*;

3° *Il y a appendicite aiguë sans péritonite et sans abcès;*

4° *Enfin il y a eu appendicite : la crise est passée.*

La conduite à tenir varie nécessairement suivant chacun de ces cas.

1° IL Y A PÉRITONITE GÉNÉRALISÉE

Tout d'abord est-il si simple de dire toujours que la péritonite est généralisée? Non; il y a des formes trompeuses, il est parfois pour la péritonite des allures insidieuses; on la soupçonne, mais on ne peut l'affirmer. Il est aussi des périodes de transition où l'embarras est très légitime; l'appendicite simple est en train de se transformer, la péritonite commence à se généraliser. Ce n'est déjà plus une simple appendicite, mais ce n'est pas encore la péritonite. Ici la difficulté est réelle, l'hésitation légitime. Et c'est un argument dont je me servirai plus loin pour plaider la cause de l'opération précoce dans les attaques d'appendicite aiguë ou subaiguë.

Mais, pour l'instant, je n'envisage que les formes classiques, que les cas nets, que les péritonites évidentes pour tout le monde : ce sont celles-là seulement qui m'occuperont actuellement.

Au cours d'une attaque d'appendicite méconnue, au troisième jour, ou d'autres fois plus tard, au huitième jour par exemple, on trouve un malade avec un ballonnement du ventre accentué; le tympanisme est partout généralisé, la sensibilité à la pression est également développée dans toutes les régions, elle prédomine cependant dans la région sous-ombilicale et dans les deux fosses iliaques. La constipation est absolue, il y a arrêt complet des matières et des gaz. Les vomissements sont verts, porracés, à odeur fécaloïde : la température est au-dessus de la normale, à 38 plus souvent qu'à 39, mais le pouls est petit, fuyant et rapide, à 120, 140 ou plus, c'est-à-dire incomptable. Le malade est en proie à une anxiété extrême, il respire mal et vite, il est agité, inquiet, préoccupé; d'autres fois son moral contraste avec les signes constatés : il se trouve bien, mais son facies présente cet aspect si spécial, qu'il mérita de tout temps ce qualificatif de facies péritonéal. Voilà la péritonite généralisée.

Il n'y a pas longtemps, on faisait encore communément la faute de croire à une occlusion intestinale. Mais le pouls rapide, l'élévation de la température, le peu de distension du ventre, sa sensibilité diffuse, la marche des accidents ne trompent pas; on hésite quelquefois sur le point de départ de la péritonite, on n'hésite pas sur sa réalité ni sur la diffusion de l'infection à toute la séreuse.

Il y a donc péritonite : que faut-il faire? La réponse n'est pas douteuse : par extraordinaire, les médecins et les chirurgiens sont d'accord sur ce point qu'il faut opérer, les médecins avouant modestement qu'ils n'ont plus rien à faire, les chirurgiens reconnaissant, quoique à regret, qu'il est encore temps pour eux de tenter quelque effort.

L'opération est urgente : elle doit être effectuée dans le plus bref délai, chaque heure qui passe fait perdre au malade quelques chances de survie. Ce n'est plus une question d'heures, c'est une question de minutes (Willy Meyer).

Les résultats de la laparotomie dans ces circonstances sont loin d'être favorables : pris en bloc, ces résultats sont même déplorables, les succès sont l'exception, les échecs sont la règle, et près de 80 p. 100 des malades meurent, non de l'opération, mais de leur péritonite malgré l'opération. Quelques-uns guérissent et ceux-là doivent bien leur existence à la laparotomie : c'est ainsi que Broca compte 4 guérisons sur 32 cas, Tuffier 3 sur 10 opérés, Routier 2 sur 13, Michaux 6 sur 8, Gérard Marchant 2 sur 5, Peyrot 3 sur 23, et moi-même 2 sur 5.

Frappés de ces résultats, certains chirurgiens hésitent à tenter une laparotomie dans des conditions désespérées et se demandent, comme Reynier, si avec des injections de sérum et de caféine, on n'a pas plus de chances de sauver le malade. Jalaguier, dans quelques circonstances, s'abstint en présence d'un pouls rapide, irrégulier, fuyant, sur un malade hypothermique et menacé de collapsus; trois fois il refusa d'opérer, prescrivit des injections de sérum, et les trois malades guérirent.

Ces hésitations sont d'autant plus légitimes que toutes les formes de péritonite généralisée ne sont pas également favorables à l'intervention. La plupart des guérisons à la suite de la laparotomie ont trait à des péritonites diffuses avec adhérences, ou à foyers péritonéaux multiples. Jalaguier[1] l'affirme, et l'analyse des observations confirme, en effet, son opinion. De même encore la péritonite à grands foyers enkystés, à foyers occupant le tiers ou la moitié de la cavité abdominale est encore favorable à l'opération. Au contraire la dernière forme, celle que Jalaguier a décrite sous le nom de *péritonite septique diffuse* proprement dite, d'*intoxication péritonéale*, serait à peu près incurable. « Je dirais volontiers, ajoute même Jalaguier, qu'il faut s'abstenir de toute intervention, quand on la diagnostique avec certitude, et quand on n'est pas appelé très peu d'heures après le début. »

Mais ces formes différentes au point de vue du pronostic ne sont pas cliniquement définissables : Jalaguier cependant a essayé de décrire la péritonite septique diffuse. Ici le météorisme est nul, la température reste à 37, le pouls est incomptable, la respiration est régulière à type abdominal : la langue est humide, quoique saburrale, rouge à la pointe et sur les bords, le facies terreux, plombé, jaunâtre. A l'ouverture du ventre, on trouve les anses intestinales distendues et vascularisées; elles baignent dans un liquide séreux, louche et sale; il n'y a pas de pus.

C'est de beaucoup la forme la plus grave; mais aucun de ces signes ne permet de la reconnaître à coup sûr; et en réalité il est presque toujours impossible de dire exactement à quelle forme de péritonite généralisée on a affaire à l'avance.

Dès lors l'opération se présente comme le meilleur moyen d'assurer quelques chances de survie au malade. Les injections de sérum, la caféine

1. Jalaguier, *Merc. méd.*, 1865, n° 32, p. 374.

sont d'excellents auxiliaires, mais une laparotomie suivie du lavage de la séreuse est encore bien plus efficace pour réaliser la désinfection du péritoine. N'y aurait-il qu'une chance sur cent qu'il faudrait la tenter, et les guérisons constatées après la laparotomie suffisent pour légitimer l'opération, car pas un de ces malades n'aurait probablement survécu s'il n'avait été opéré.

Aussi bien je pense qu'il convient d'intervenir dans tous les cas, et le plus tôt possible, et de ne jamais se décourager, quelque grave que soit l'état du malade. Un jour, en présence d'une péritonite que je voyais avec mon confrère le Dr Virchaux, je trouvais l'état général si grave, le pouls étant incomptable, que je redoutais un dénouement fatal sur la table d'opération. Je me décidai cependant à tenter une chance improbable : au cours de l'opération, le malade était si moribond que je ne crus pas avoir le temps de faire deux incisions iliaques, et je m'arrêtai dès que j'eus fait une laparotomie médiane. Or ce malade que j'opérais presque à contre-cœur a survécu, après une période difficile et troublée : et il est aujourd'hui complètement guéri.

2° IL Y A ABCÈS PÉRICÆCAL

Ici encore, nulle contestation possible : le diagnostic est aisé, la ligne de conduite est tout indiquée.

Voici un malade qui avec les signes généraux classiques de l'appendicite présente une tuméfaction locale; dans la fosse iliaque, sous le muscle contracturé, on perçoit un soulèvement manifeste ou un empâtement accentué. C'est l'indice de la suppuration : il faut inciser.

Pour affirmer la suppuration, il n'est pas besoin que la fluctuation soit perceptible; il faut de gros, d'énormes abcès pour que la fluctuation y soit évidente. La matité elle-même n'est pas un indice sur lequel il faille compter : les abcès de la fosse iliaque sont trop voisins des anses intestinales, la sonorité des anses intestinales se transmet jusqu'à eux, et on constate au niveau de l'abcès ou une vraie sonorité ou seulement un peu de submatité. Et si l'on attendait la vraie matité pour intervenir, il serait trop tard.

En règle générale toute tuméfaction iliaque indique un abcès. Il est cependant des tuméfactions causées par des adhérences et par l'épiploïte [1] péri-appendiculaire. Mais le diagnostic de ces lésions est cliniquement impossible : et d'ailleurs, alors même qu'on pourrait soupçonner l'existence d'une de ces épiploïtes aiguës, la règle thérapeutique que je formule n'en serait aucunement modifiée. Car au centre de ces adhérences épiploïques précoces, il y a un appendice presque toujours perforé et à côté un abcès en miniature, une collection en voie de formation.

Aussi bien, je maintiens la formule : tout empâtement dans la fosse iliaque est l'indice d'un abcès. A plus forte raison la collection est-elle certaine, si vous y constatez les signes classiques d'un abcès enkysté.

1. Levrey, *Du rôle de l'épiploïte aiguë ou chronique*, Thèse de Paris, 1899.

Dans ces conditions, il faut inciser : et sur ce point tout le monde s'entend. Les médecins sont unanimes pour reconnaître la légitimité de l'opération, et les chirurgiens sont, eux aussi, tous d'accord pour intervenir le plus rapidement possible.

L'expectation en effet ne présenterait aucun avantage : sans doute un malade qui a un abcès péricæcal peut guérir spontanément. Ces abcès s'ouvrent du côté de l'intestin : des faits, même nombreux, l'ont prouvé autrefois, et le démontrent encore quelquefois de nos jours chez des malades qui se refusent jusqu'au bout à trouver dans l'opération la libération immédiate.

Mais cet abcès qui s'ouvre dans l'intestin risque aussi de s'ouvrir dans la séreuse : les adhérences qui le limitent sont si récentes, si molles, si diffluentes, la barrière est si fragile, que dans quelques jours peut-être la contamination de la séreuse sera réalisée, et il n'est pas un médecin qui porteur d'un abcès iliaque, ne tremblerait pour lui-même devant le danger d'une expectation prolongée et n'accepterait immédiatement l'incision.

L'expectation dans ces circonstances est responsable non seulement des accidents graves qui comme la péritonite se terminent par la mort, mais elle l'est encore de ces complications locales qui aggravent le pronostic immédiat et retardent la guérison. C'est dans des appendicites suppurées et tardivement incisées que l'on voit se produire ces abcès par propagation, et ces *suppurations à distance* [1], qu'il faut poursuivre ultérieurement par de nouvelles incisions, ces abcès du foie dont Achard [2] et Berthelin [3] ont donné la description. C'est encore la temporisation, qui doit répondre de ces infiltrations de la paroi cæcale d'où résulte la perforation immédiate ou secondaire de la paroi intestinale et la production ultérieure d'une *fistule stercorale*, quelquefois même d'un véritable anus contre nature, ainsi qu'il advint sur un de nos opérés. De même encore ces *embolies* mortelles, dont G. Marchand rapporte un exemple, seraient peut-être évitées avec une opération hâtive, qui arrêterait de suite les progrès de l'infection.

Donc en présence d'une tuméfaction iliaque, il faut inciser, et le plus tôt possible : la suppuration est un événement relativement heureux, elle indique la tendance de l'appendicite à se localiser, à marcher vers la guérison, elle traduit la lutte de l'organisme. C'est une raison pour nous d'utiliser ces tendances, et d'éviter par une opération immédiate les risques inhérents à la persistance et à l'extension d'un foyer intra-abdominal de suppuration. L'opération d'ailleurs donne presque toujours dans ces conditions un résultat favorable ; et après l'ouverture d'un abcès appendiculaire, la guérison est la règle.

1. Piard, Thèse de Paris, 1896.
2. Achard, Soc. méd. des hôp., nov. 1894.
3. Berthelin, Thèse de Paris, 1895.

3° APPENDICITE AIGUE SANS TUMÉFACTION, SANS PÉRITONITE

Voici maintenant le cas le moins simple, celui pour lequel tant de discussions ont été soulevées.

C'est celui de l'appendicite aiguë sans tuméfaction, sans péritonite.

Faut-il intervenir de suite? convient-il, au contraire, d'attendre les événements, de soumettre d'abord le malade au traitement médical, pour changer de conduite selon les événements et prendre le bistouri lorsqu'un indice viendra traduire une aggravation dans la marche de l'affection ?

Les avis sont partagés : sur ce point les chirurgiens se partagent en deux groupes, les *radicaux* et les *opportunistes*.

Les premiers ont adopté presque sans réserve la formule de Dieulafoy, l'opération précoce dès les premières heures, le plus tôt possible : les seconds surveillent et attendent. Ils n'opèrent que s'ils sont contraints et forcés.

Entre les deux opinions, laquelle choisir?

J'ai été toujours, je suis et je resterai radical et interventionniste en matière d'appendicite : je suis pour l'opération immédiate contre l'expectation, je suis pour le traitement chirurgical seul et je ne comprends pas le traitement médical au moins pour la grande majorité des cas. Cette opinion a été déjà exprimée et défendue dans ma première monographie : tous les arguments invoqués depuis contre cette manière de procéder ne m'ont pas convaincu, et les faits nouveaux que j'ai observés n'ont contribué qu'à me montrer le bien fondé d'une tendance et à en faire une profonde conviction.

Au surplus reprenons, en la condensant, la discussion : voyons les raisons pour et les raisons contre l'opération; après avoir établi ce parallèle, la conclusion se déduira d'elle-même.

Trois sortes d'objections sont faites par les temporisateurs à la doctrine de « l'opération à temps », ce qui veut dire au fond de l'opération précoce. Ils n'opèrent pas de suite : 1° parce que le diagnostic de l'appendicite est difficile au début; 2° parce que le traitement médical peut amener la résolution de l'attaque; et 3° parce qu'alors l'opération à froid sera moins grave que l'opération à chaud.

Je crois au contraire que l'opération est indiquée : 1° parce que le diagnostic de l'appendicite est possible dans les premières heures; 2° parce que la temporisation expose à des dangers terribles; et 3° parce que l'opération à chaud n'a pas cette excessive gravité dont parlent les temporisateurs.

A. — DIAGNOSTIC DE L'APPENDICITE

A son début l'appendicite n'a pas toujours des signes révélateurs indiscutables et qui imposent un diagnostic immédiat. Nombreuses sont les

été observées chez un individu qui était dépourvu d'appendice. Mais en pratique, on a rarement à discuter ce diagnostic; ces manifestations de l'hystérie sont exceptionnelles, et elles se reconnaîtront à des indices particuliers, entre autres à la disproportion entre les dires du malade et les signes constatés dans la fosse iliaque, à l'absence de fièvre, aux stigmates de l'hystérie.

Dans le doute d'ailleurs, je n'hésiterais pas à faire une opération inutile peut-être mais peu grave, plutôt que de laisser courir au malade les risques d'une appendicite vraie et méconnue.

Il y a des malades chez lesquels l'erreur, en effet, a été préjudiciable : témoin celui dont parle Sergent [1], qui avait des troubles abdominaux sérieux; c'était un saturnin, on crut à une colique de plomb, d'autant plus volontiers que le malade connaissait ces douleurs, qu'il y était sujet, et qu'il reconnaissait l'absolue identité des accidents actuels et de ceux auxquels il était habitué. Il avait cependant une péritonite suppurée d'origine appendiculaire et il en mourut.

Si donc il y a des indices trompeurs qui ont fait opérer des appendicites qui n'en étaient pas, il y a aussi des appendicites qui ont fait mourir parce que méconnues elles n'ont pas été opérées.

Appendicite et annexite. — Chez la femmme, le diagnostic présente encore de plus sérieuses difficultés. L'appendicite et l'annexite affectent entre elles des analogies trompeuses, on prend facilement une appendicite pour une annexite, et inversement.

Dans certains cas même, les deux affections coïncident : il y a à la fois annexite et appendicite, les deux affections étant le plus souvent chroniques : Barnsby [2] a étudié dans sa thèse ces relations anatomiques et pathologiques entre l'appendice et la trompe malade, et il a montré combien la délimitation exacte des lésions était délicate; ce sont des nuances dans la douleur, ce sont des finesses du toucher qui serviront de base au diagnostic. On se trompera souvent, mais l'annexite, toujours facile à constater, suffit à elle seule à légitimer la laparotomie : et au cours de l'opération, l'appendice sera exploré, vérifié et enlevé s'il y a lieu.

Plus importante est à coup sûr la distinction entre l'appendicite aiguë et la poussée de pelvi-péritonite périannexielle : car ici la conduite à tenir est subordonnée au diagnostic. Il vaut mieux ne pas opérer s'il s'agit d'une périmétrite; l'opération, au contraire, doit être pratiquée d'urgence s'il s'agit d'une appendicite. Bouilly [3], après Richelot [4], a indiqué les éléments du diagnostic. Dans l'appendicite les phénomènes péritonéaux sont dès le début et d'emblée portés à un degré de gravité, que l'on n'observe pas dans la péritonite annexielle; la sensibilité abdominale est plus grande, le ballonnement plus prononcé : les vomissements bilieux sont plus marqués et plus répétés; la parésie intestinale est plus accentuée, le facies est plus

1. Sergent, Appendicite et colique de plomb, *Presse médicale*, 8 mars 1899, p. 112.
2. Barnsby, *Appendicite et annexite*, Thèse de Paris, 1898.
3. Bouilly, Appendicite et annexite, *Semaine gynéc.*, 1897, p. 321.
4. Richelot, Soc. obstétr. et gynéc. de Paris, séance du 8 avril 1897.

rapidement altéré, la température s'élève plus rapidement. Ces considérations, il est vrai, n'ont après tout rien d'absolu; Bouilly le reconnaît volontiers, et même en tenant compte de tous ces éléments d'appréciation, on commettra parfois des erreurs. L'expectation armée elle-même ne mettrait pas à l'abri du danger; car Bouilly a vu plusieurs malades chez lesquelles on diagnostiquait une annexite, qui moururent, faute d'être opérées, d'une appendicite méconnue. Et le doute doit ici encore profiter à l'intervention. Peyrot croyait un jour opérer une appendicite, il trouva une trompe malade, il l'enleva et la malade guérit.

Appendicite et grossesse. — Au cours de la grossesse, l'appendicite s'observe à toutes les périodes, aussi bien chez les femmes dont la santé est florissante que chez celles dont la constipation est opiniâtre. Avec Munde [1], Abrahams [2] et Dieulafoy [3], le prof. Pinard [4] a signalé le danger de l'appendicite dans ces circonstances et montré comment le diagnostic peut et doit ici surtout être établi de bonne heure. Les signes cardinaux sont les mêmes : la douleur souvent généralisée, la fièvre, l'élévation du pouls. Ni la vulgaire indigestion, ni la colique hépatique, ni les vomissements opiniâtres de la grossesse ne s'accompagnent d'un cortège symptomatique similaire. Et la rupture d'une grossesse extra-utérine, tubaire ou autre, se caractérise par des signes d'hémorragie interne très différents de ceux de l'appendicite.

Telles sont les principales difficultés avec lesquelles on a à compter dans le diagnostic de l'appendicite. Je suis loin de les énumérer toutes : il en est par exemple qui tiennent à des anomalies dans la situation du cæcum [5] (appendicite à gauche, appendicite sous-hépatique [6], appendicite pelvienne [7]); d'autres ont trait à des modalités particulières dans l'évolution de l'appendicite [8]. Mais ce sont là des anomalies, ce sont des cas exceptionnels sur lesquels on ne peut baser une discussion. Et d'une façon générale, on peut dire que le diagnostic d'une attaque d'appendicite peut être établie d'une façon positive dans les premières vingt-quatre heures. Tout individu qui est pris en pleine santé d'une douleur fixe, progressive au point appendiculaire avec fièvre, accélération du pouls et altération de l'état général, est atteint d'une appendicite aiguë ou subaiguë.

Les erreurs commises à se sujet ne prouvent rien contre la valeur de ces signes, et je ne comprends pas la portée générale de l'argument qui invoque la difficulté du diagnostic pour ajourner l'opération.

C'est dans les cas légers, chroniques ou subaigus, que le diagnostic est parfois plus épineux : on peut attendre que le diagnostic se prépare, mais

1. Munde, *Med. Rec.*, 26 oct. 1895, p. 611.
2. Abrahams, *Amer. J. of Obst.*, fév. 1897.
3. Dieulafoy, La grossesse et l'appendicite, *Clinique médicale de l'Hôtel-Dieu*, XVIe leç., p. 315.
4. Pinard, Appendicite et grossesse, *Ann. de gyn. et d'obs.*, mars 1897, p. 177.
5. Vautrin, Des appendicites anormales, *Revue de gynéc.*, 1899, p. 53.
6. Legueu, *Bull. Soc. anat.*, 1891.
7. Dormoy, Thèse de Lyon, 1897.
8. Legueu et Beaussenat, Appendicite à forme néoplasique, *Revue de gynéc.*, 1897.

si ce doute se prolonge, je suis de l'avis de Poirier[1] : « il est mieux d'opérer au risque innocent de se tromper, que de laisser une appendicite évoluer sourdement, et conduire presque fatalement le malade à la mort. »

B. — DANGERS DU TRAITEMENT MÉDICAL ET DE LA TEMPORISATION

L'appendicite aiguë peut guérir, elle guérit quelquefois, et des faits nombreux sont là pour le prouver : cela, personne ne le conteste.

Les médecins et les temporisateurs, forts de cette constatation, raisonnent de la façon suivante : « Voici une attaque qui commence. Essayons de la conduire à résolution avec le traitement médical, et quand la résolution sera obtenue, nous choisirons notre jour et notre heure pour opérer ou faire opérer à froid. »

Le traitement médical, à part quelques rares exceptions, est identique pour tout le monde : il a pour base le repos absolu, la diète hydrique, la glace sur le ventre, et l'opium à l'intérieur. Le malade est maintenu au lit, dans le décubitus dorsal, immobile, avec défense de soulever même la tête : il ne prend rien que quelques cuillerées d'eau bouillie pour tromper sa soif; sur le ventre est maintenue en permanence une vessie de glace, la glace est souvent renouvelée. Enfin on donne toutes les trois ou quatre heures une pilule d'extrait thébaïque de 0,05 centigrammes. Les purgatifs sont absolument interdits, ainsi que les lavements. Quelques-uns ajoutent les révulsifs locaux : cela a peu d'importance.

Quant aux résultats du traitement médical, ils sont appréciés d'une façon différente suivant les statistiques; on fait toujours dire aux chiffres ce qu'on veut. C'est ainsi que Sahli[2], dans un travail qui se basait sur 7213 pérityphlites, trouve que la guérison survient spontanément dans 91 p. 100. Biermer va même plus loin : 98 p. 100 des malades guérissent par le traitement médical quand il est bien fait, c'est-à-dire dirigé avec une sévérité intransigeante.

C'est pousser un peu loin l'optimisme, et je crois plus exacts les chiffres rapportés par Chauvel qui, défendant le traitement médical de l'appendicite, lui trouve une mortalité de 30 p. 100.

Or il n'est pas une opération qui donne une mortalité aussi élevée; et le traitement chirurgical de l'appendicite est loin d'avoir une pareille gravité, si on le dégage de tous les cas opérés trop tard et qui sont pour la plupart victimes de la temporisation.

Consultez n'importe quel chirurgien, ouvrez n'importe quelle feuille médicale, et vous y verrez de ces cas malheureux, où l'opération trop tardive a été impuissante à enrayer des lésions trop étendues.

A la Société de chirurgie, lors de la dernière discussion, le nombre des

1. Poirier, Soc. de chir., 26 avril.

2. Sahli, Ueber die Pathologie und Therapie bei Perityphlitis, *Corresp. Bl. f. Schw. Æ.*, sept. et oct. 1884.

péritonites suppurées se révélait considérable et effrayant. Kirmisson rapporte 16 cas : Broca en observe 32, Tuffier 10, Routier 13, Chaput 17, Michaux 8, Peyrot compte à lui seul 22 péritonites généralisées sur 102 appendicites opérées à Lariboisière. Et moi-même, sur 37 appendicites, je compte 10 péritonites généralisées. Voilà donc 128 péritonites généralisées puisées en plusieurs mois dans la pratique de quelques chirurgiens : 128 péritonites qui ont donné au moins 80 p. 100 de mortalité.

Que penser de ces chiffres, sinon que le traitement médical et la temporisation à outrance ont été pour quelque chose dans l'aggravation des lésions et dans l'impuissance de l'opération? Admettons même que plusieurs de ces appendicites aient été dès le début des formes hypertoxiques, qui déjouent tout de suite les ressources de la thérapeutique; il reste encore une proportion formidable de cas simples, d'appendicites qui commençaient bénignes, et qui malgré le traitement médical aggravaient progressivement leurs désordres et créaient bientôt des lésions irrémédiables. Si ces malades, au contraire, avaient été opérés moins tardivement, il y en aurait eu plus de 20 p. 100 à guérir de l'opération précoce. Des 80 qui sont morts, il y en a bien 50 au moins qui sont victimes du traitement médical.

C'est donc un leurre que d'escompter la perspective de la résolution spontanée, et du traitement médical : quand un appendicite commence, et quelles que soient ses allures, on ne sait jamais ce qu'elle deviendra; et puisque dès maintenant le malade est condamné à l'opération, autant lui en assurer de suite le bénéfice.

A vrai dire, les opportunistes, j'entends les chirurgiens opportunistes, ne se confinent pas dans une inaction systématique : ils redoutent l'aggravation; ils n'abandonnent pas le malade à lui-même ni même au traitement médical. Ils exercent au contraire une surveillance minutieuse, de tous les instants; ils le revoient eux-mêmes, comme le fait Brun, deux fois par jour, ils explorent deux fois par jour la fosse iliaque, interrogent le pouls, la température, le facies. Et ils se trouvent prêts à intervenir aussitôt qu'un indice quelconque annonce l'aggravation, ils prétendent ainsi prévenir la péritonite ou la septicémie.

Cette conduite semble au premier abord absolument rationnelle.

Mais tout est trompeur dans l'appendicite, et la surveillance la plus minutieuse peut être prise en défaut pour trois raisons : *a*, parce qu'il y a dans le cours de l'appendicite des accalmies trompeuses; *b*, parce que l'aggravation est quelquefois si rapide qu'elle déjoue toutes les prévisions; *c*, parce qu'enfin les signes révélateurs de cette aggravation ne sont ni fidèles ni constants.

a. Les *accalmies traîtresses*[1] (Dieulafoy) sont susceptibles, quand on ne se défie pas, de faire ajourner, au grand détriment du malade, une opération que les lésions rendaient immédiatement indispensable. Au troisième, au

1. Dieulafoy, Les accalmies traitresses de l'appendicite. *Presse méd.*, 8 fév. 1899, p. 61.

quatrième jour d'une attaque d'appendicite qui a commencé bruyamment, la nécessité d'une opération semble devoir s'imposer à brève échéance. Puis voici que subitement les signes s'atténuent, la température de 39 tombe à 37°, les douleurs disparaissent, les vomissements cessent, le malade peut dormir, il demande à manger, il se croit guéri.

Voilà l'accalmie traîtresse : l'amélioration n'est qu'apparente, la péritonite est diffuse; et si, impressionné par cette nouvelle allure, on retarde l'opération, c'en est fait du malade : la mort ne tardera pas.

Voici par exemple une observation de Segond[1] : une jeune fille avait depuis quelques jours des signes d'indigestion qui bientôt faisaient place à une douleur dans la fosse iliaque. L'appendicite était certaine. Avec de l'opium à l'intérieur, de la glace sur le ventre, tout s'apaise.

Mais le lendemain, à neuf heures, réapparition d'un vomissement, frisson violent, réveil d'une vive douleur dans la fosse iliaque droite, ballonnement douloureux du ventre avec défense assez accusée des muscles de la paroi, facies tiré, langue blanche et sèche, température à 39°,3 et pouls à 120.

Or, à onze heures de ce même jour, tous ces phénomènes s'apaisent pour faire place à un bien-être étonnant. La fillette reprend tout d'un coup bonne figure, elle se met à jouer sur son lit, elle se croit guérie.

Cependant le pouls reste à 110, la température reste un peu au-dessous de la normale. Et Segond, se fondant sur ces deux symptômes, les seuls persistants, opère : la péritonite était déjà généralisée.

Les temporisateurs, il est vrai, nous font remarquer que les accalmies ne sont qu'apparentes : il n'y a pas accalmie, il y a plutôt apparence d'accalmie. Il n'y a pas rémission sur toute la ligne des symptômes, mais seulement sur quelques-uns d'entre eux : le pouls reste élevé, le ventre reste ballonné, la brusquerie de la détente est déjà anormale, et dans un cas analogue à celui que je viens de rappeler où le pouls restait à 110, tous les temporisateurs reconnaissent qu'ils auraient opéré.

Je l'accorde : je reconnais encore que ces accalmies ne trompent pas un œil prévenu, mais d'autres s'y laisseront prendre, ajourneront l'opération, hésiteront en présence d'une semblable opération à appeler le chirurgien et le lendemain il sera trop tard.

b. D'ailleurs la *rapidité de la transformation* est telle parfois que la surveillance est mise en défaut : c'est quelquefois en quelques heures, du soir au matin, que le tableau se dramatise et que se déroulent avec une terrifiante rapidité les signes de la péritonite. Berger rapporte des observations d'appendicite aiguë dont l'état ne semblait pas alarmant, et qui, du jour au lendemain, ont fait des phénomènes d'infection ou d'empoisonnement septique contre lesquels la laparotomie a été impuissante.

Au cinquième mois de la grossesse, une jeune femme observée par Segond est prise d'une appendicite qui semblait légère : la région appendiculaire en effet reste souple, la langue humide, le facies rassurant, la

1. Segond, *Bull. et mém. de la Soc. de chir.*, t. XXV, p. 161.

température est à 37°,8 et le pouls 96; pas de nausées, l'émission des gaz par l'anus s'effectue régulièrement. Or, le lendemain matin à huit heures, une crise douloureuse apparaît, qui est suivie de frissons, d'élévation de température et d'accélération du pouls : la malade est opérée quelques heures plus tard, la péritonite est généralisée, et malgré tous les efforts, cette jeune femme succombe quelques jours après.

J'ai donc raison de dire que la surveillance la plus minutieuse peut être trompée; qui sait si cette jeune femme, opérée dès le début de sa crise, n'aurait pas guéri très simplement?

c. Enfin les signes de l'aggravation sont eux-mêmes *infidèles* ou *inconstants.*

On attend pour opérer que les signes de la péritonite s'annoncent. On se base sur le pouls et la température, on compte surtout sur cette dissociation si fréquente dans les formes graves entre le pouls et la température, le pouls s'élevant au delà de 110, la température restant au-dessous de 37.

Mais il est des péritonites généralisées qui ne s'accompagnent ni d'accélération du pouls ni d'élévation de la température. Témoin ce malade de Dieulafoy : la température est normale, son pouls bat à 60, il n'a ni vomissement ni hoquet; on l'opère tout de même, la péritonite est généralisée. De même plusieurs des malades opérés par Michaux avaient un pouls normal et une température à 37 : à l'opération cependant, on trouvait le péritoine plein de pus, ou les anses intestinales baignant dans un liquide septique, ce qui est encore plus grave.

Enfin je signalerai encore ces appendicites en deux temps, dont Hartmann parlait dernièrement et dont j'ai aussi observé un exemple malheureux. Un malade est soigné pour une appendicite légère; on attend. Les signes s'amendent, la guérison paraît certaine. Le malade se lève, il quitte l'hôpital. Au bout de sept à huit jours, il est pris brusquement de phénomènes graves, il meurt en quelques heures de péritonite généralisée, en trente heures dans le cas d'Hartmann, en vingt-quatre heures dans celui que j'ai observé.

Il est donc bien réel que tout est trompeur dans l'appendicite : même avec la surveillance la plus minutieuse, la temporisation expose à des malheurs irréparables. Pour quelques malades qui ont guéri à la suite du traitement médical, il en est quelques-uns qui sont morts victimes de ce même traitement médical et de la temporisation. Je considère donc comme néfaste la pratique qui consiste à appliquer le traitement médical pour attendre, surveiller et opérer, s'il y a lieu; j'ai souvent regretté d'avoir opéré trop tard, je n'ai jamais eu à me repentir d'avoir opéré trop tôt, l'opération précoce prévient tous les dangers de la temporisation.

C. — BÉNIGNITÉ RELATIVE DE L'OPÉRATION A CHAUD

Voici la troisième objection formulée par les opportunistes contre les partisans de l'opération hâtive : l'opération à chaud s'effectue sur un terrain infecté, l'opération est grave; au contraire, en attendant et laissant refroidir l'appendicite, l'opération se fera à froid, à l'abri de toute infection; sa gravité sera réduite, elle aura toute la sécurité d'une laparotomie aseptique.

La résection de l'appendice à froid est en effet bénigne. Les chiffres sont là pour le prouver : sur plus de 130 opérations signalées à la Société de chirurgie lors de la dernière discussion, il y a tout au plus un cas de mort. Damaye évaluait déjà, il y a quelques années, cette mortalité à 1,65 pour cent, ce qui est assurément très peu. Dès lors cette opération à froid apparaît à certains comme le but à atteindre, à rechercher.

Et cependant pour acquérir cette bénignité absolue dans l'acte opératoire, les temporisateurs font courir à leurs malades des risques graves, et dont l'appréciation n'est pas à dédaigner; ce sont les dangers de la temporisation, les risques d'un abcès, les risques de la péritonite généralisée.

Mais admettons même que tous ces risques sont éloignés, admettons que le malade a traversé sans encombre la période aiguë, l'opération qui reste à faire, si elle est bénigne, ne sera pas facile ni simple dans tous les cas; les adhérences la rendent même singulièrement complexe quelquefois. Et cette complexité est en raison directe de l'intensité, du nombre des attaques; plus les attaques d'appendicite auront été nombreuses, sérieuses et prolongées, plus les adhérences seront étendues, et plus l'opération à froid sera difficile. Cette difficulté est donc la conséquence indirecte de la temporisation. En opérant de bonne heure au contraire, toutes ces difficultés sont évitées : et l'opération à chaud, pratiquée avant la suppuration, est plus facile que l'opération à froid : elle se borne à la résection d'un appendice libre d'adhérences ou enveloppé d'adhérences molles et faciles à dissocier.

Plus facile dans son exécution, l'opération à chaud n'a pas cette excessive gravité qu'on lui reproche.

Sans doute le nombre de ces opérations précoces est moins considérable que celui des opérations à froid, et ne permet pas d'établir une comparaison rigoureuse. Mais déjà on compte assez de ces interventions faites dans les premières heures, avant la suppuration, avant la péritonite, pour établir qu'elles n'ont pas cette gravité qu'indiquent les temporisateurs.

Tuffier, Hartmann, Peyrot, Walther ont rapporté à la Société de chirurgie plusieurs de ces opérations précoces, qui toutes ont été suivies de guérison. Walther opéra une fois quatre heures après le début des accidents et le malade guérit. Peyrot opère trente heures après le début : le pouls est à 84, la température à 38°,5; l'appendice est déjà farci de petits abcès miliaires; c'est encore un succès. Un malade de Routier est pris le lundi matin : il est opéré dans la nuit suivante, seize à dix-sept heures après le début des accidents : sa température au moment de l'opération est de 40°,5, son pouls est à 140. Au matin, quelques heures après l'opération, la température est tombée à 37 et le pouls à 92.

J'ai moi-même pratiqué plusieurs opérations de résection de l'appendice à chaud, et avec de bons résultats.

En 1895, le 28 novembre, j'opérais dans le service de M. Brun une fillette de douze ans; elle avait été prise dans la nuit du mercredi au jeudi de douleurs dans la fosse iliaque et de fièvre. C'était la seconde attaque; l'attaque s'annonçait légère. Je la voyais le jeudi soir : il y avait de la douleur locale, de la défense musculaire, la fièvre était à 38°,4, le pouls à 90. C'était un cas où les temporisateurs auraient sans conteste appliqué le traitement médical. Je l'opérai de suite, environ un peu plus de trente-six heures après le début des accidents. L'appendice était libre d'adhérences; je le réséquai, le péritoine était sain; je fermai la plaie sans drainer. L'enfant guérit. L'appendice était à la veille de se perforer : à sa pointe la muqueuse était totalement ulcérée et détruite; seule la séreuse faisait encore une barrière fragile à la perforation complète et à la contamination de la séreuse.

En 1897, je voyais à Saint-Antoine une malade chez laquelle on avait diagnostiqué un ulcère perforé de l'estomac : le 4 mars, elle avait été prise de douleurs brusques dans le ventre. Je la vis le lendemain, le 5 mars, environ trente heures après le début des accidents : il y avait une douleur très vive dans la fosse iliaque droite, la température de 40 degrés la veille, était descendue à 38, le pouls était à 80 : les vomissements abondants la veille et les jours précédents avaient cessé. J'opérai tout de même; l'appendice était libre, sans adhérences : il fut réséqué, la paroi abdominale fut fermée sans drainage, et la malade guérit.

En 1897, je vois à l'Hôtel-Dieu, dans le service de M. Polaillon, un malade atteint depuis quelques jours d'une appendicite intense : il n'avait pas de vomissements, mais le ventre est ballonné, la température est à 39 degrés, le pouls bat à 140. Je fais une laparotomie iliaque : l'appendice est caché sous le cæcum, il est long, adhérent au gros intestin : il n'y a pas de pus, mais un peu de liquide louche dans la fosse iliaque. L'appendice est réséqué. J'établis un drainage et le malade guérit.

Enfin, sur un autre malade, je pus intervenir exactement quatorze heures après le début de l'attaque : en pleine santé, le malade avait ressenti la première douleur à sept heures du matin, je l'opérais le soir à neuf heures en pleine crise. L'appendice était déjà sphacélé. La guérison survint sans incident.

Ces exemples pourraient être multipliés sans avantage : il en ressortirait cette conclusion, c'est que l'opération de l'appendicite faite en pleine crise aiguë n'a pas la gravité excessive qu'on lui reproche : cette gravité n'est que relative à la diffusion de l'infection. Plus l'opération sera précoce, moins elle sera grave — sa gravité résulte surtout de la péritonite en cours, — et en opérant sur un appendice enflammé et dont l'infection ne s'est pas encore propagée à la séreuse, on opère avec sécurité.

On fait à l'opération à chaud un autre reproche; on dit : « En opérant à chaud, il faut drainer. Le drainage expose à l'éventration, et l'éventration est une complication que ne donne pas l'opération à froid. »

Et, en effet, après la résection de l'appendice, faite en dehors de toute infection, le drainage est inutile le plus souvent; et la reconstitution de la paroi peut être effectuée dans de telles conditions, que l'éventration a peu de chances de se produire.

Mais, avec l'opération à chaud, il en sera de même à condition que l'opération soit faite de bonne heure; plus la résection sera précoce au cours d'une attaque aiguë, plus il sera facile de se passer de drainage. L'appendice enflammé sera enlevé sans drainage s'il n'y a pas de suppuration ni de liquide septique autour. Le drainage sera nécessaire dans les conditions opposées. Donc, en opérant de bonne heure, la perspective de l'éventration consécutive au drainage n'est pas un argument sérieux. D'ailleurs, un drain placé dans une paroi par ailleurs complètement réunie n'expose guère à l'éventration : il est des chirurgiens qui drainent de cette façon même après l'opération à froid, et ce n'est pas une objection à faire à l'opération à chaud.

Conclusions. — Le diagnostic de l'appendicite aiguë est facile, même dans les premières heures; la temporisation expose à des dangers, l'opération à chaud est d'autant moins dangereuse au contraire qu'elle est plus tôt pratiquée.

D'où je conclus à l'inutilité du traitement médical et à la nécessité de l'opération précoce.

Cette nécessité de l'intervention commence heureusement à se répandre, et bientôt elle sera définitivement admise par tous. Déjà d'ailleurs le camp des temporisateurs se raréfie, les défections se multiplient parmi eux, chaque jour de nouveaux faits viennent plaider la bonne cause depuis longtemps défendue par Dieulafoy et entraîner parmi les radicaux les derniers des temporisateurs.

C'est par exemple G. Marchant, qui se décide à opérer au bout de quelques heures une appendicite assez légère alors que « d'après ses idées, on pouvait différer sans inconvénients le moment de l'intervention ». Il l'opère, et le péritoine était à peine incisé, qu'il s'écoulait le contenu d'un verre à bordeaux de sérosité purulente. L'appendice était perforé : c'eût été quelques heures plus tard une péritonite généralisée. Et G. Marchant se rallie à la formule de Dieulafoy.

C'est Guinard qui, voyant une appendicite subaiguë, applique le traitement médical, et se propose, lorsque la crise sera passée, d'opérer à froid. Quarante-huit heures après, une aggravation subite se déclare : il opère séance tenante, l'appendice est sphacélé, baigné dans un pus fétide. Le malade est sauvé, mais au prix de quels efforts! Et Guinard regrettant de ne pas avoir opéré au premier jour, reconnaît que la temporisation a failli coûter la vie à son malade.

C'est enfin Quénu qui opère une appendicite avec une température de 38° et un pouls à 110, trouve un appendice perforé, et autour du cæcum un liquide puriforme. « J'aurais pu temporiser, dit Quénu, devant un abaissement continu de la température, et la vie du malade fût demeurée à la merci d'une adhérence molle. J'en conclus à la nécessité d'une intervention précoce dans les appendicites aiguës. » Et quelques jours plus tard, Quénu disait encore à la Société de chirurgie (séance du 22 mars) : « J'accepte l'intervention même pour les cas subaigus. Le pouls, la défense musculaire sont des signes illusoires. »

L'entente se réalise donc entre les chirurgiens pour accepter la formule de l'intervention systématique et d'emblée. Sans doute on ne peut avoir la prétention de réduire tous les cas à une formule aussi simple. Mais ce qu'il faut dire et redire au corps médical tout entier, c'est la formule générale de l'*opération précoce* qui seule est capable de prévenir les dangers d'une maladie, trompeuse en ses manifestations, redoutable en ses conséquences. Ce qu'il faut répéter, c'est qu'on n'a jamais à regretter d'avoir opéré tôt, c'est que tous les chirurgiens ont eu à regretter d'avoir opéré trop tard.

S'il est une circonstance où l'intervention s'impose d'une façon impérieuse, c'est lorsque l'appendicite survient au cours de la grossesse. Le professeur Pinard[1], dans plusieurs communications à l'Académie de médecine, a signalé les dangers particuliers de la temporisation dans ces circonstances et s'est franchement rallié à la formule de Dieulafoy.

Pendant la grossesse, en effet, le danger est double, il existe pour la mère et pour l'enfant. Il y a danger pour la mère, parce que l'évolution rapide, foudroyante dans certains cas, déjoue toutes les prévisions : il y a danger pour le fœtus, soit par le fait de l'intoxication, comme dans deux des observations de Pinard, soit par le fait de l'intoxication comme le démontrent l'observation de Krönig et celle de Wallich, soit enfin par le fait d'une expulsion prématurée.

Au contraire, « en opérant toujours et le plus tôt possible, les femmes atteintes d'appendicite à manifestations localisées guériront de leur appendicite et mèneront dans la plupart des cas leur grossesse à terme : les femmes atteintes d'appendicite à manifestations graves avorteront presque toujours, mais guériront le plus souvent » (Pinard), et la conclusion qui en découle, c'est que « toute appendicite diagnostiquée pendant la grossesse commande l'intervention ».

Tels sont les principes qui doivent guider dans le traitement d'une appendicite aiguë. L'application en diffère suivant qu'on est appelé *au début, au cours* ou *au déclin* d'une appendicite.

Au début, j'entends dans les deux ou trois premières heures, je comprends et j'admets un délai à l'opération, celui qui est nécessaire à la confirmation du diagnostic; si l'attaque est franche et nette, le diagnostic est vite établi et de suite on doit se préparer à l'opération. Si l'attaque est légère, si le diagnostic est douteux, il faut prendre le temps nécessaire pour s'assurer du diagnostic et attendre pour opérer dans les vingt-quatre ou trente-six heures, que les signes soient nettement définis.

Au cours d'une attaque d'appendicite, j'entends au deuxième jour, au troisième jour, l'opération doit être faite dans les stricts délais nécessaires à sa préparation.

Enfin *au déclin* d'une attaque aiguë, quand il est bien établi que le malade a passé la phase orageuse, que l'amélioration se manifeste sur toute la série des symptômes, il vaut mieux ne pas opérer, mais attendre le

1. Pinard, *Ann. de gynéc. et d'obst.*, mars 1889, p. 177.

refroidissement complet, pour opérer quinze jours ou trois semaines après la cessation de tout accident.

4° IL Y A EU CRISE D'APPENDICITE

Tous les chirurgiens et une bonne partie des médecins sont d'accord aujourd'hui pour reconnaître qu'un passé appendiculaire justifie pleinement l'intervention, c'est-à-dire la résection de l'appendice. L'opération, quand elle n'est pas pratiquée au début ou au cours d'une crise, doit être remise à une époque où tous les accidents ont cessé. C'est l'opération à froid, opération en quelque sorte idéale, parce qu'on peut choisir pour la faire et son heure et son temps.

Le principe de la nécessité de l'opération ne soulève par lui-même aucune objection : mais il n'en est pas de même de son application. Et à ce sujet, il existe quelques divergences.

Doit-on, pour réséquer l'appendice à froid, attendre que le malade ait eu plusieurs crises ou bien peut-on se contenter d'une seule crise?

Attendre deux crises au moins, semble à beaucoup la conduite la plus sage. Ils font observer avec raison qu'une première attaque ne laisse souvent pas de trace, et qu'après, la guérison reste complète. Il est des malades qui ont eu dans leur jeunesse une crise même sérieuse d'appendicite, qui ont guéri, et qui, depuis lors, n'ont jamais entendu parler de leurs appendices. D'après Fitz, la récidive ne surviendrait que dans 15 0/0 des cas, dans 25 0/0 d'après Krafft, dans 32 0/0 d'après Richardson. Il y a donc environ de 50 à 60 malades au moins sur 100 qui resteraient indemmes à la suite d'une première attaque. Chez eux, à quoi eût servi une opération. Si ce n'est à prévenir des accidents qui ne se sont pas produits; elle eût été parfaitement inutile.

Mais ces malades qui, après une crise, restent absolument indemmes, sont loin de représenter tous ceux qui ont eu une appendicite. D'autres, et ce sont les plus nombreux, récidivent; ils ont une nouvelle crise et, circonstance plus grave, il en est qui meurent de cette seconde attaque. Jalaguier rapporte les observations de trois malades qui moururent et de trois autres qui ont failli mourir à la deuxième crise. La mort de ces malades est tout entière imputable à ce que l'opération n'a pas été pratiquée à froid à la suite de la première crise, et tous seraient sans aucun doute vivants, s'ils avaient été opérés à froid. Pour excessive qu'elle soit dans quelque cas, l'opération après une seule crise est donc préférable, puisque la pratique contraire a entraîné la mort de quelques malades.

A défaut du nombre des crises, peut-on trouver dans les caractères mêmes de l'attaque une raison d'attendre ou d'opérer? D'aucuns le pensent : une crise légère, insignifiante, ne laissant après elle ni tuméfaction, ni empâtement, ni douleurs, ne rendrait pas nécessaire la résection de l'appendice. Au contraire, l'opération serait proposée si la crise a été violente, s'il persiste dans la fosse iliaque ou un point fixe ou un empâtement quelconque.

Or même ici, l'erreur est possible, et le danger persiste tout entier : une crise insignifiante, légère, peut tout aussi bien qu'une autre être suivie de récidive mortelle après une échéance plus ou moins éloignée.

Et je crois en somme que la conduite la plus sage est de proposer et de pratiquer la résection de l'appendice chez tout malade qui vient de finir une crise aiguë ou subaiguë, fût-elle la première, et quel que soit l'état de la fosse iliaque et la sensibilité de la région.

Enfin, en dehors de toute crise aiguë, la persistance de douleurs fixes, leur réveil sous la moindre influence indiquent l'appendicite chronique, et sont également une indication formelle à l'opération sans attendre la crise aiguë.

II

L'OPÉRATION DE L'APPENDICITE

L'opération est décidée : le moment est venu de l'exécuter. Cette opération, comment doit-elle se pratiquer? Voilà ce qu'il nous faut maintenant étudier.

La technique opératoire n'est pas la même suivant les cas, et plusieurs circonstances sont à envisager suivant qu'il y a abcès ou enfin qu'il s'agit seulement d'une résection de l'appendice à chaud ou à froid.

I. — INTERVENTION POUR PÉRITONITE SUPPURÉE D'ORIGINE APPENDICULAIRE

L'opération sera hâtive, c'est entendu : les chances de guérison sont d'autant moins aléatoires que l'on intervient à une époque plus rapprochée du début des accidents.

Mais aussi l'opération doit être rapide, c'est-à-dire de courte durée; il s'agit de restreindre au minimum le choc opératoire sur un individu profondément amoindri par l'infection et par l'intoxication. Si l'état général est très gravement compromis, il convient même de pratiquer de suite des injections de sérum au cours de l'opération, pendant que par des linges chauds, des boules d'eau bouillante, on s'efforce de ranimer et de réchauffer le malade.

Où faut-il inciser? Sur la ligne médiane ou dans la fosse iliaque? Peu importe, puisque plusieurs incisions sont nécessaires.

Voici comment je procède : quand la péritonite est évidente, mais quand l'origine appendiculaire de cette péritonite n'est pas prouvée ou reste douteuse, j'incise d'abord sur la ligne médiane, et une fois l'appendicite reconnue, je fais une incision complémentaire sur le trajet du cæcum. Au contraire, lorsque l'appendicite ne fait pas de doute, mais que la péritonite n'est pas absolument confirmée, j'incise d'abord à droite et je complète plus tard mon intervention, s'il y a lieu, par une incision sus-pubienne.

Dans un cas, par exemple, où après avoir ouvert la fosse iliaque, je croyais avoir affaire à une péritonite généralisée, je pratiquai une laparotomie exploratrice sur la ligne médiane : il n'y avait pas de pus à ce niveau, les anses intestinales m'apparurent libres d'adhérences : je fermai cette seconde et inutile incision, et le malade guérit simplement.

L'incision, longue d'au moins 10 centimètres, sera faite prudemment : les anses intestinales sont distendues, elles sont en contact intime avec la paroi, il faut prendre garde de les blesser.

Le péritoine est ouvert, du pus louche et fétide s'écoule : les anses intestinales paraissent agglutinées par des fausses membranes. La main introduite vers la fosse iliaque constate que la suppuration est diffuse, que la péritonite est généralisée. Alors deux incisions complémentaires sont faites dans les deux fosses iliaques : celle de droite au moins est indispensable, elle atteint directement le foyer primitif de la péritonite; si l'appendice se présente, on le résèque; s'il n'est pas facilement accessible, je ne m'en préoccupe pas.

Le lavage est le moyen le plus inoffensif à la fois et le plus efficace pour réaliser la désinfection de la séreuse. Tour à tour admis, puis critiqué, le lavage a, comme toute méthode, ses adversaires et ses partisans, ses partisans sont aujourd'hui en majorité, le lavage en effet réalise avec le moins d'irritation possible pour la séreuse le maximum de désinfection possible. L'eau bouillie est à la portée de tout le monde : quand on a le choix, on peut ajouter à l'eau bouillie 7 grammes par litre de chlorure de sodium : c'est alors du sérum artificiel, et l'absorption de cette solution à la surface de la séreuse procurera le même bénéfice qu'une injection sous-cutanée.

Le lavage est dirigé d'abord dans le cul-de-sac de Douglas, d'où il s'étend, se diffuse pour revenir par les deux ou trois incisions de la paroi. La canule, une canule en verre, est promenée ensuite dans d'autres directions, où l'on suppose d'après l'écoulement du liquide que la suppuration s'est accumulée.

Le drainage est le complément du lavage; drainage capillaire à la gaze, drainage avec des tubes, tout a été employé, chacun a ses préférences. J'ai l'habitude de combiner pour ma part le drainage capillaire et le drainage à la gaze : les drains doivent être multiples, et disposés dans diverses directions. Le drainage par le cul-de-sac postérieur préconisé par Reynier [1], le drainage parasacré recommandé par Poncet et Jaboulay [2] est inutile : il suffit de placer deux gros drains dans l'angle inférieur de la plaie abdominale, deux autres dans la ou les plaies iliaques, on les isole en outre de la cavité péritonéale et des intestins avec des mèches de gaze iodoformée, et on ferme la plaie en partie seulement par trois ou quatre fils de soie, qui comprennent toute l'épaisseur de la paroi abdominale; et les jours suivants, si tout va bien, le malade est abandonné à lui-même. On ne fait ni pansement ni lavage. Les mèches seront enlevées au bout de dix jours,

1. Reynier, *J. de méd. de Paris*, 4 mai 1894.
2. *Rev. de chir.*, 10 oct. 1892. — Margery, Th. de Lyon, 1892, et Tornu, Th. de Bordeaux, 1893.

et les tubes laissés plus longtemps en place, tant qu'il persiste de la suppuration.

A l'action curative de la laparotomie, il convient d'ajouter l'heureuse influence des injections massives de solutions salines dans les veines. Cette méthode de lavage du sang, aujourd'hui si vulgarisée et si heureuse, consiste à introduire dans le système circulatoire très lentement de 1500 à 2000 gr. d'une solution contenant 7 gr. de chlorure de sodium par litre d'eau. Les injections sont répétées deux ou trois fois par jour dans les veines ou dans le tissu cellulaire, et les faits sont aujourd'hui nombreux qui démontrent que ces injections constituent une ressource précieuse dans la thérapeutique des péritonites appendiculaires.

II. — INTERVENTION POUR SUPPURATION ILIAQUE

Lorsque le malade se présente avec une tuméfaction localisée dans la fosse iliaque, la technique opératoire est très simplifiée.

Sur le point central de la tuméfaction, en général dans la fosse iliaque, à quelques centimètres au-dessus de l'arcade de Fallope, on incise. La longueur, la direction de l'incision est subordonnée au volume, au siège, à la hauteur de la tuméfaction. Une incision de 8 à 10 centimètres en général suffit : elle est faite parallèlement à l'arcade de Fallope, elle dépasse en dehors le niveau de l'épine iliaque antérieure et supérieure; c'est l'incision de Roux.

La paroi abdominale est incisée couche par couche; ces couches sont parfois très nettement délimitées et facilement reconnaissables. D'autres fois elles sont, dans la profondeur au moins, fusionnées par l'infiltration œdémateuse dont elles sont le siège, et souvent on voit le pus paraître dès que la partie profonde de la paroi abdominale est incisée ou entamée.

Toutefois, en approchant de la séreuse, il faut redoubler d'attention : l'intestin, le cæcum surtout, adhèrent parfois au péritoine pariétal; et l'intestin vascularisé peut être méconnu et ouvert : c'est ce qui m'arriva une fois, je ne reconnus la méprise que lorsque l'intestin fut ouvert : la blessure fut fermée de suite par une suture, et il n'en résulta aucun inconvénient.

Le péritoine est ouvert prudemment : tantôt la collection suppurée adhère à la paroi, tantôt elle est relativement libre et indépendante de la paroi; pour l'aborder, il faut donc ouvrir la grande cavité péritonéale. La conduite à tenir n'est pas tout à fait la même dans les deux cas.

Si la collection adhère, les choses sont au mieux : le pus jaillit dès que la couche profonde de la paroi est incisée, l'incision est agrandie au bistouri ou au ciseau, de manière à ce que le pus ait une large issue à l'extérieur, et il ne reste plus, si on ne recherche pas l'appendice, qu'à établir le drainage et à fermer partiellement la plaie au niveau de ses angles au moins.

Si la collection est indépendante de la paroi, il faut, pour y arriver, cheminer à travers la cavité péritonéale. Et c'est, je pense, pour éviter cet inconvénient, que Poirier [1] a proposé d'aborder les collections péricæcales par leur face postérieure en suivant un procédé qu'on pourrait dire et qu'on a appelé « *a posteriori* ». Voici en quoi il consiste : une fois la paroi abdominale incisée jusqu'au péritoine, celui-ci est respecté. Au lieu de l'inciser, on le décolle de la paroi et, plus loin, de la fosse iliaque : on ferait de même pour la recherche des vaisseaux iliaques. On va aussi à la recherche de la face postérieure du cæcum : la collection sera ouverte par cette porte postérieure, le pus pourra s'écouler librement sans passer par la séreuse. On peut même de ce côté pratiquer l'excision de l'appendice.

Ce procédé ne peut être qu'un procédé d'exception : pour la grande majorité des cas, ses avantages ne m'apparaissent pas comme démontrés, et il n'a pas été accueilli avec plus de faveur à la Société de chirurgie.

L'accès direct de la collection est beaucoup plus correct et plus chirurgical. Il faut traverser la séreuse, soit; mais à cela il n'y a jamais d'inconvénients, le pus se dirigeant tout naturellement vers l'extérieur où il trouve un accès facile. D'ailleurs on sait toujours assurer la protection du champ opératoire par des compresses de gaze aseptique ou iodoformée qui vont remplir le rôle de protecteur des adhérences absentes jusqu'à ce que celles-ci soient formées.

Quelle est la conduite à tenir par rapport à l'appendice dans les cas d'abcès? Sur ce point les avis sont partagés : les uns recherchent et enlèvent l'appendice, les autres l'abandonnent.

En principe, l'ablation de l'appendice est nécessaire et indispensable : il est la source première de l'infection et il peut, s'il est laissé, devenir le point de départ ou l'occasion de nouveaux accidents.

Il se transforme, mais partiellement, en tissu fibreux, une partie de sa cavité persiste, et dans celle-ci l'infection est susceptible de créer de nouvelles crises. Richelot, Routier, Bouilly, Quénu et Walther ont signalé quelques exemples de ces récidives à la suite d'interventions pour appendicites suppurées et non suivies de la résection de l'appendice. Mais ces accidents sont rares et sur 47 malades opérés par Broca [2], 3 seulement durent subir ultérieurement la résection de l'appendice.

On reproche encore à l'appendice conservé de créer des fistules stercorales : il est possible en effet que l'appendice partiellement gangrené soit l'occasion d'une petite fistule stercocale. Mais ces fistules ne durent pas longtemps, et d'ailleurs elles peuvent tout aussi bien résulter de la chute de la ligature après excision de l'appendice.

Même pris en bloc, ces divers accidents ne sont en somme ni fréquents ni graves; et le plus souvent, l'appendice perforé ou sphacélé est éliminé avec la suppuration, et la récidive ni la fistule ne sont à craindre.

Quoi qu'il en soit, la perspective de ces accidents est une raison suffisante pour rendre nécessaire en principe la résection de l'appendice au milieu d'un foyer de suppuration.

1. Poirier, Société de chirurgie, juillet 1898.
2. Broca, *in* Coittier, *L'avenir des appendiculaires*, Thèse de Paris, 1899.

Mais, en pratique, la question se pose autrement : on trouve ou on ne trouve pas l'appendice.

On le trouve, il se présente accessible au centre du foyer : il ne viendra à l'esprit d'aucun de le respecter, on l'enlève, qu'il soit ou non perforé et, sur ce point, notre pratique à tous est identique.

Mais on ne le trouve pas : faut-il alors le chercher? C'est ici que commencent les divergences.

Les uns n'hésitent pas à le rechercher au travers des adhérences dissociées, au milieu de la cavité suppurante, et ne s'arrêtent que quand ils l'ont trouvé et réséqué.

Les autres, au contraire, se contentent d'ouvrir l'abcès et de le drainer : l'appendice n'est pas cherché; il est abandonné. Ils invoquent à l'appui de leur pratique l'hésitation où l'on se trouve au sujet de la situation de l'appendice, la nécessité de le chercher au hasard, le danger pour le trouver de décoller des adhérences jeunes, d'amoindrir une paroi cæcale infiltrée et, en fin de compte, d'infecter la grande cavité péritonéale. J'ai toujours été de cet avis : j'ai toujours pensé que les risques inhérents à l'abandon de l'appendice ne valaient pas les dangers de sa découverte. Et je n'ai jamais eu à le regretter, car aucun de mes malades n'a eu d'accidents après l'ouverture d'un abcès.

Mais frappé par les observations des autres, instruit par l'exemple, j'essaierai à l'avenir, plus que je ne l'ai fait jusqu'ici, de découvrir et d'enlever l'appendice. Ces recherches toutefois seront discrètes, prudentes, limitées aux parois du foyer : et si l'appendice n'est pas trouvé à proximité, je l'abandonnerai sans regret.

III. — RÉSECTION DE L'APPENDICE

La résection de l'appendice s'effectue, à peu de chose près, de la même façon, que l'opération se fasse à chaud dès les premières heures ou à froid, alors que toute trace d'inflammation aiguë a disparu. Aussi, étudierai-je dans ce paragraphe la résection de l'appendice, ayant surtout en vue la résection à froid, plus difficile d'ailleurs que la résection à chaud.

Incision de la paroi. — Pour l'incision de la paroi abdominale, premier temps de l'opération, il y a deux façons de procéder, suivant qu'on adopte l'incision de Roux ou l'incision de Max Schüller.

L'incision de Roux se fait parallèle à l'arcade de Fallope et à la crête iliaque : c'est l'incision classique. Elle permet un accès facile vers l'appendice. Mais elle a pour inconvénient de sectionner les muscles de la paroi, de diminuer par conséquent la résistance pariétale et d'exposer davantage à l'éventration.

L'incision proposée par Max Schüller en 1889 n'a pas cet inconvénient : elle se fait verticale, sur le bord externe du muscle droit. Jalaguier [1] a

1. Jalaguier, *Presse médicale*, 3 fév. 1897.

adopté et perfectionné ce procédé; son incision est celle qui me paraît la meilleure, c'est celle à laquelle j'ai toujours recours. Voici comment elle s'exécute : sur le bord externe du muscle droit, on fait une incision verticale de dix à douze centimètres. Le feuillet antérieur de la gaine est incisé sur le muscle droit lui-même : puis, au lieu de traverser le muscle pour arriver au péritoine, on passe sur le bord externe de ce même muscle; celui-ci est récliné en dedans, puis on perfore au bistouri le feuillet postérieur de la gaine. Ainsi découvert, le péritoine est incisé au même endroit. Dès lors, après l'opération, le muscle droit revenant sur lui-même va reprendre sa place, masquer la fente postérieure de la gaine, s'interposer entre l'orifice aponévrotique postérieur et l'antérieur. Ainsi sont évitées toutes chances d'éventration : à ce point de vue ce procédé est excellent.

Cette incision permet facilement d'aborder l'appendice : elle permet même, si elle est prolongée en bas, d'explorer les annexes et de les enlever, s'il y a des lésions de ce côté.

Une fois le péritoine ouvert, il s'agit de trouver l'appendice : il faudra ensuite le réséquer.

Recherche de l'appendice. — Elle est simple dans les opérations faites à chaud, dans les premières heures; plus l'opération est précoce et plus la découverte de l'appendice sera facile. Quelle que soit sa situation, on prendra comme point de repère le cæcum, et on suivra le gros intestin jusqu'à l'insertion de l'appendice, qui apparaîtra libre d'adhérences, ou environné d'adhérences molles et faciles à dissocier. Le procédé « *a posteriori* » de Poirier ne présente à ce point de vue aucun avantage : je me suis expliqué plus haut sur ce point.

Mais si l'opération est très simple, quand elle est faite à chaud, il n'en va plus de même lorsqu'elle est faite à froid.

La recherche à froid de l'appendice est ou très simple ou très compliquée : elle est très simple lorsque l'appendicite a guéri sans adhérences intestinales, épiploïques ou péritonéales. Ici l'appendice est libre, il se découvre aisément et s'enlève de même.

Mais il n'en va plus de même lorsqu'il y a eu plusieurs attaques d'appendicite, ou lorsque l'attaque a été longue et que la réaction péritonéale a été sévère [1]. Alors on se trouve aux prises avec des difficultés dont Trèves, Berger, Quénu, Reclus, Smith, Roux [2], nous ont donné l'idée.

Les difficultés tiennent surtout aux adhérences contractées par l'appendice, adhérences qui rendent difficile la découverte de l'organe ou s'opposent à sa libération (Wyth). Routier [3], dans un cas, avait le cæcum dans la main, et malgré cela ne parvenait pas à trouver l'appendice, gros comme le doigt, « collé le long d'une des bandes longitudinales, et qu'il fallut disséquer à la pince et au bistouri ». Elliot, Reclus ont eu les mêmes diffi-

1. Damaye, *Traitement chirurgical de l'appendicite à répétition*, Thèse de Paris, 14 fév. 1895. — Challiol, *De la résection à froid de l'appendice*, Thèse de Lyon, déc. 1894.

2. Granbouleau, *De la résection à froid de l'appendice iléocæcal*, Th. de Paris, 1896.

3. Routier, Soc. de chir., 17 juil. 1895.

cultés à reconnaître l'appendice; Trèves l'a même confondu avec l'uretère dilaté. Deux fois Schwartz se trouve en présence d'un tel épaississement fibreux de l'intestin, et d'adhérences tellement intimes à la fosse iliaque qu'au bout d'une demi-heure d'efforts infructueux il dut renoncer à trouver l'appendice.

L'insistance, en effet, peut avoir des dangers dans ces conditions : Delorme, dans un cas, poursuivit pendant deux heures un appendice introuvable et ne put réussir à l'enlever. Le malade mourut de choc : et même à l'autopsie, il fut fort difficile de reconnaître l'appendice iléo-cæcal masqué par des adhérences et replié le long de la face postérieure du cæcum. Chez une femme de cinquante et un ans, Gérard Marchant [1], au cours de recherches laborieuses, déchira le cæcum pour séparer l'appendice, et dut faire une suture de trois centimètres environ pour réparer cette brèche.

Aussi je comprends la conduite de Clarke, de Smith [2], de Revilliod [3], de Quénu [4], qui, plutôt que de prolonger des manœuvres dangereuses, renoncèrent à trouver l'appendice et terminèrent sans succès une opération trop laborieuse. Ce qui est plus curieux, c'est que, même dans ces cas, la guérison n'est pas impossible. La ligature et l'excision de l'épiploon, le décollement des adhérences et la libération du cæcum ont suffi pour amener la guérison chez quelques malades, alors que l'appendice avait été laissé en place. Quénu, Poncet ont vu des opérations incomplètes suivies de guérison.

Ce sont là, malgré tout, des exceptions heureuses : il ne faut pas s'y fier. Dans l'opération à froid, le but à atteindre, c'est la résection de l'appendice : il faut un danger vital pour autoriser le chirurgien à s'arrêter en chemin et à renoncer à le trouver.

Résection de l'appendice. — L'appendice est trouvé, il faut le supprimer.

Quelquefois il y a du pus, autour de ces appendices refroidis, abcès enkysté, petite collection au centre d'adhérences épiploïques. Dans ce cas, comme le drainage sera nécessaire, une simple ligature à la soie, ou mieux au catgut, permettra de sectionner l'appendice en deçà de la ligature, et de l'enlever : le moignon sera cautérisé au thermo-cautère.

Si, au contraire, il n'y a pas de pus, alors il faut une obturation soigneuse du moignon pour se mettre à l'abri de toute infection et pouvoir réunir d'emblée la plaie abdominale.

Pour réséquer l'appendice, il est deux manières de se comporter. L'une, c'est le procédé dit *à manchette*, consiste à créer autour du moignon appendiculaire une collerette de péritoine, qui sera suturée à elle-même en bourse : on commence par inciser circulairement le péritoine à un centimètre environ du point d'insertion de l'appendice, on isole et on relève du

1. G. Marchant, Soc. de chir., 24 juil. 1895.
2. Clarke et Smith, *The Lancet*, 3 mai 1890.
3. Revilliod, *Rev. méd. de la Suisse romande*, 1892.
4. Quénu, Soc. de chir., 6 déc. 1893.

côté du cæcum une courte manchette. Puis on sectionne au ras du cæcum la musculaire et la muqueuse de l'appendice ; ou encore on les lie circulairement après cautérisation au thermo ou on les suture séparément. Enfin on suture les deux bords libres de la manchette séreuse, et on les invagine dans un second plan de suture de Lembert.

L'autre procédé consiste à enfouir dans la paroi du cæcum le moignon résultant de l'excision de l'appendice ; il est beaucoup plus simple, les résultats en sont aussi bons, c'est celui que j'ai adopté. Voici comment je l'exécute. Je commence par lier le méso-appendice. L'appendice ne tient plus que par son insertion au cæcum : on jette sur sa base une double ligature à la soie. Entre les deux ligatures, on coupe au thermo-cautère et on détruit la muqueuse du moignon. Ceci fait, il ne reste plus qu'à déprimer avec une pince le moignon appendiculaire vers la paroi cæcale en la refoulant : par-dessus le moignon ainsi invaginé dans le cæcum on place un surjet de catgut, à un ou deux plans suivant les circonstances.

L'opération dès lors est terminée : il ne reste plus que la restauration de la paroi abdominale. Celle-ci est effectuée à l'aide de trois plans de suture, un pour le péritoine, un pour la couche musculaire, un troisième, celui-là avec des crins de Florence, pour la peau. Lorsque l'opération a été très régulière, le drainage n'est pas nécessaire : mais si les manœuvres ont été laborieuses et pénibles, s'il y a danger de saignement ou d'infection, il est préférable de drainer avec un tube ou une mèche de gaze qu'on place dans un des angles de la plaie.

III

COMPLICATIONS. — SUITES OPÉRATOIRES

Je n'ai pas à parler des complications inhérentes à l'acte opératoire lui-même : ce sont les complications de la laparotomie. Elles sont rares heureusement, et n'offrent rien de particulier.

J'envisage seulement les complications éloignées, qui sont le fait même de l'appendicite ; elles sont au nombre de trois principales : les *fistules*, les *récidives*, les *éventrations*.

I. — FISTULES POST-OPÉRATOIRES

Après l'opération de l'appendicite, on voit quelquefois persister une fistule. Rares après la résection à froid de l'appendice, ces fistules sont plus fréquentes après l'incision d'une appendicite suppurée. Elles relèvent alors de plusieurs causes.

Ces fistules en effet sont de deux ordres : elles sont *purulentes* ou *stercorales*, quelques-unes sont *pyostercorales*.

Les fistules *purulentes* sont les plus fréquentes : Reclus, Poncet, Broca, en ont observé. Rares dans les cas où l'appendice a été complètement excisé, elles se voient surtout à la suite des incisions d'abcès iliaques sans recherche et sans résection de l'appendice. C'est d'ailleurs un des arguments dont se servent les partisans de la résection de l'appendice dans ces conditions.

Même dans ces cas, elles relèvent de plusieurs conditions : tantôt la fistule vient d'un corps étranger maintenu dans la plaie où il entretient la suppuration : c'est par exemple une aiguille, un fil infecté (Weiss), un calcul (Brun, Buscarlet). Bien plus souvent c'est l'appendice lui-même qui, persistant, en tout ou en partie, résiste à la suppuration et entretient cette fistule interminable.

Souvent, il est vrai, ces fistules se tarissent spontanément, et au bout de deux ou trois mois on voit l'orifice se fermer, et le malade rester à l'abri de tout accident; j'ai vu quelques exemples de ces heureuses terminaisons.

Mais, d'autres fois, la fistule persiste et, malgré la meilleure volonté de temporisation, on est conduit à intervenir. L'intervention est alors d'autant plus délicate, que l'on ignore absolument la cause et la nature de la fistule.

Il est bon de penser à la tuberculose ou à l'actinomycose, quand on n'a pas assisté à la crise initiale et qu'on n'a pas suivi le malade : car le traitement des appendicites tuberculeuses ou actinomycosiques prête à des considérations qu'il est impossible de discuter ici.

Ces causes éliminées, il faut d'abord s'assurer qu'il n'y a rien dans la plaie qui soit capable d'entretenir la fistule. Pour cela donc, on fera la dilatation de l'orifice, on s'assurera qu'il n'existe pas de clapier important rétropariétal, clapier dans lequel un corps étranger aurait à la rigueur pu s'enkyster.

Et si cette première intervention reste sans résultat ou ne fournit aucune indication, il y a de grandes chances pour que l'appendice soit en cause. On sera autorisé à l'affirmer presque à coup sûr, si la fistule est à la fois purulente et stercorale. Alors le seul traitement rationnel consiste dans la résection définitive de l'appendice ou de ses vestiges. C'est une nouvelle opération à pratiquer, opération délicate, parce que l'appendice n'est pas facile à trouver : la résection de l'appendice est en ces circonstances atypique, mais elle doit être complète. Le trajet fistuleux sera extirpé en totalité, et ce n'est qu'à cette condition que l'on aura un résultat parfait.

Les fistules *stercorales* sont tout autres; elles viennent de la communication de l'intestin, du cæcum surtout, avec la plaie. L'ouverture du cæcum a été réalisée au moment même de l'opération (Reynier), ou bien ce n'est que plus tard que la paroi ramollie et infiltrée du cæcum s'est ouverte. Sur un de mes opérés, c'est au huitième jour que la fistule se déclara, et dans des conditions telles que presque toutes les matières passaient par la plaie, comme s'il s'agissait d'un anus contre nature.

Le traitement qui convient à ces fistules, lorsqu'elles sont persistantes, est celui de l'anus contre nature : avivement simple d'abord, et s'il y a insuccès de cette façon, entérorraphie circulaire après la laparotomie latérale.

II. — RÉCIDIVES

En général, après l'incision du foyer péricæcal, l'appendice est détruit par la suppuration, il est éliminé par fragments avec le pus, et le malade reste complètement guéri. Mais si ces choses se passent habituellement de cette façon, il n'en est pas toujours de même, et dans certains cas rares, il est vrai, la récidive survient. Walther a vu cinq fois ces nouvelles poussées d'appendicite sur un foyer déjà incisé antérieurement sans recherche de l'appendice. Ces récidives se produisent en général de bonne heure, dans les deux ou trois mois qui suivent la première attaque ; mais parfois aussi les accidents se manifestent beaucoup plus tard : sur un malade observé par Walther, c'est quinze ans après l'ouverture d'un foyer iliaque que survint une nouvelle poussée.

Ces récidives n'affectent dans leur modalité aucun caractère qui leur soit spécial : elles méritent d'être opérées très hâtivement comme les autres, et l'appendice, plus ou moins oblitéré, doit être intégralement réséqué.

A côté de ces récidives vraies, régulières si je puis dire, il est toute une série d'accidents qui se produisent à la suite de l'appendicite et rappellent plus ou moins une attaque vulgaire. Ils ne peuvent être appelés « récidives », puisque l'appendice est enlevé. Ces accidents[1] relèvent le plus souvent d'épiploïtes aiguës ou chroniques[2], d'adhérences cæcales ou intestinales étendues ; ils se présentent avec des allures variables.

Dans certains cas les accidents ressemblent à une nouvelle attaque d'appendicite : douleur localisée à droite avec irradiations, ventre dur et tendu, empâtement sur le trajet du cæcum, constipation, vomissements, altération de l'état général, tous ces signes semblent indiquer une récidive.

Et cependant ces accidents se produisent sur des malades dont l'appendice est détruit. Un malade de Demoulin[3] présente ces symptômes : douleurs au point de Mac Burney, tumeur de la fosse iliaque donnant au doigt la sensation d'un corps cylindrique du volume du petit doigt. A l'opération, on trouve l'appendice amputé spontanément lors des attaques antérieures ; il ne reste à sa place qu'un petit moignon fibreux de 2 ou 3 millimètres de longueur, mais on trouve une corde épiploïque adhérente à la face antérieure du cæcum, des brides péritonéales fixaient le gros intestin à la fosse iliaque et l'intestin grêle au cæcum. Les adhérences furent libérées, et le malade guérit.

Une malade de Richelot[4] présenta des accidents identiques. A la suite d'une résection prappendiculaire atiquée dix-huit mois auparavant, elle

1. Cochot, *Complications post-opératoires de l'appendicite*, Th. de Paris, 1898.
2. Levrey, *Du rôle de l'épiploïte aiguë ou chronique au cours des appendicites*, Thèse de Paris, 1899.
3. *Journal des Praticiens*, n° 4, 1898.
4. Kouindjy, Thèse de Paris, 1897.

conserve des douleurs dans la fosse iliaque, avec de temps en temps du ballonnement du ventre et des envies de vomir. A l'examen du ventre, on trouve à droite un cordon cylindrique induré et douloureux. On opère : le cordon dur senti au palper est formé par la bandelette antérieure des fibres longitudinales de l'intestin tendue comme une corde et fixée en bas par des adhérences; le cæcum est adhérent partout; on libère les adhérences, et la malade guérit.

Ces accidents relèvent donc tous de l'épiploïte tardive : ils ont été étiquetés avec raison du terme de *post-appendicite épiploïque*.

Enfin, à côté de ces accidents qui rappellent plus ou moins l'appendicite, nous signalerons encore comme complication éloignée la production d'une occlusion intestinale, d'un étranglement interne par bride. Emerson Brewes [1], Weiss [2], Broca [3], ont rapporté des faits de ce genre dans lesquels une bride épiploïque, conséquence d'une appendicite ancienne, avait été la raison des accidents d'obstruction.

III. — ÉVENTRATIONS

Après l'opération de l'appendicite, l'éventration apparaît de temps en temps à titre de complication éloignée; tous les chirurgiens l'ont observée Sonnenburg les mentionne dans la proportion de 15 p. 100, et Broca, sur 86 opérés, en voit 8 revenir avec une éventration.

Elles se produisent plus souvent après les opérations à chaud qu'après les opérations à froid, et le fait s'explique. Après la résection à froid de l'appendice, on a toute liberté pour suturer convenablement la paroi abdominale, et pour faire cette suture à trois étages qui est pour la paroi la garantie de l'avenir. Au contraire, dans les opérations à chaud, il faut drainer, quelquefois la plaie entière doit rester ouverte. C'est donc une cicatrice extensible qui se constituera et dès lors l'éventration sera possible. Et c'est encore un des arguments que les temporisateurs ont opposés aux interventionnistes à outrance, à savoir : sécurité de la résection à froid au point de vue éventration et, au contraire, danger de hernie avec l'opération à chaud et le drainage nécessaire. Ce à quoi je réponds : Opérez avant la suppuration, opérez de bonne heure, le drainage sera inutile, l'éventration ne sera plus à craindre.

Quoi qu'il en soit, toutes les fois que l'appendicite est suppurée, l'éventration est possible; est-il cependant une incision qui expose moins qu'une autre à cette désagréable complication? La meilleure est l'incision faite le plus près de l'arcade crurale, l'incision de Roux. On la fera juste suffisante, et on aura soin de suturer les angles de la plaie pour en diminuer la largeur.

1. *Annals of surgery*, 1898, p. 376.
2. *Rev. de chirurgie*, juil. 1898.
3. Coittier, *loc. cit.*

Dans ses caractères, l'éventration consécutive aux opérations d'appendicite n'a rien de spécial. Le traitement est le même : il consiste à réséquer toute l'étendue de la cicatrice, et à fermer la paroi abdominale par un triple plan de suture à étage. Les adhérences pariétales de l'intestin ou de l'épiploon seront détachées, et l'appendice, s'il existe encore, sera réséqué.

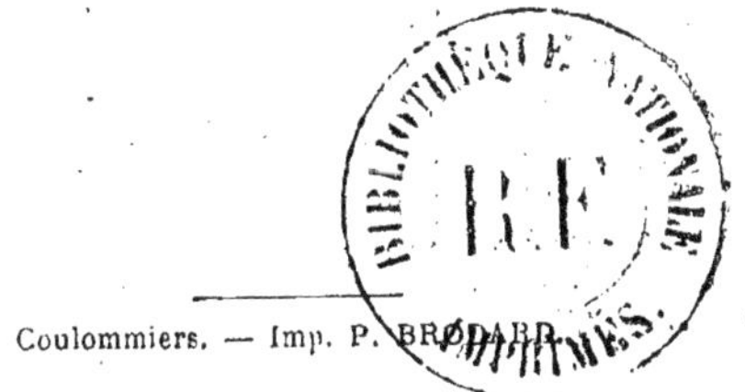

Coulommiers. — Imp. P. BRODARD.

Traité de Chirurgie

Publié sous la direction

DE MM.

Simon DUPLAY
Professeur de clinique chirurgicale à la Faculté de médecine de Paris
Chirurgien de l'Hôtel-Dieu
Membre de l'Académie de médecine

Paul RECLUS
Professeur agrégé à la Faculté de médecine de Paris
Secrétaire général de la Société de chirurgie
Chirurgien des hôpitaux
Membre de l'Académie de médecine

PAR MM.

BERGER. — BROCA. — DELBET. — DELENS. — DEMOULIN. — J.-L. FAURE FORGUE. — GÉRARD-MARCHANT. — HARTMANN. — HEYDENREICH JALAGUIER. — KIRMISSON. — LAGRANGE. — LEJARS MICHAUX. — NÉLATON. — PEYROT. — PONCET. — QUÉNU. — RICARD RIEFFEL. — SEGOND. — TUFFIER. — WALTHER

DEUXIÈME ÉDITION, ENTIÈREMENT REFONDUE

8 forts volumes grand in-8° avec nombreuses figures dans le texte.

Prix pour les souscripteurs . . . . **150** fr.

TOME PREMIER. 1 fort vol. de 912 pages avec 218 figures . . **18** fr.

Reclus. Inflammations. — Traumatismes. — Maladies virulentes. — **Quénu.** Des tumeurs. — **Broca.** Peau et tissu cellulaire sous-cutané. — **Lejars.** Lymphatiques, muscles, synoviales tendineuses et bourses séreuses.

TOME II. 1 fort vol. de 996 pages avec 361 figures . . . . **18** fr.

Lejars. Nerfs. — **Michaux.** Artères. — **Quénu.** Maladie des veines. — **Ricard et Demoulin.** Lésions traumatiques des os. — **Poncet.** Affections non traumatiques des os.

TOME III. 1 fort vol. de 940 pages avec 285 figures . . . . **18** fr.

Nélaton. Traumatismes, entorses, luxations, plaies articulaires. — **Lagrange.** Arthrites infectieuses et inflammatoires. — **Quénu.** Arthropathies. Arthrites sèches. Corps étrangers articulaires. — **Gérard-Marchant.** Maladies du crâne. — **Kirmisson.** Maladies du rachis.

TOME IV. 1 fort vol. de 896 pages avec 354 figures. . . . . **18** fr.

Delens. Œil et annexes. — **Gérard-Marchant.** Nez, fosses nasales, pharynx nasal et sinus. — **Heydenreich.** Mâchoires.

TOME V. 1 fort vol. de 948 pages avec 187 figures. . . . . **20** fr.

Broca. Vices de développement de la face et du cou. Face, lèvres, cavité buccale, gencives, langue, palais et pharynx. — **Hartmann.** Plancher buccal, glandes salivaires, œsophage et larynx. — **Broca.** Corps thyroïde. — **Walther.** Maladies du cou. — **Peyrot.** Poitrine. — **Delbet.** Mamelle.

TOME VI. 1 fort vol. de 1127 pages avec 218 figures. . . . **20** fr.

Michaux. Parois de l'abdomen. — **Berger.** Hernies. — **Jalaguier.** Contusions et plaies de l'abdomen. Lésions traumatiques et corps étrangers de l'estomac et de l'intestin. — **Hartmann.** Estomac. — **Jalaguier.** Occlusion intestinale. Péritonites. Appendicite. — **Faure et Rieffel.** Rectum et Anus. — **Quénu.** Mésentère. Rate. Pancréas. — **Segond.** Foie.

TOME VII. 1 fort vol. avec figures dans le texte (*Pour paraître en février 1899*).

Walther. Bassin. — **Rieffel.** Affections congénitales de la région sacro-coxygienne. — **Tuffier.** Rein. Vessie. Uretères. Capsules surrénales. — **Forgue.** Urèthre et prostate. — **Reclus.** Organes génitaux de l'homme.

TOME VIII. 1 fort vol. avec figures dans le texte.

P. Delbet. Maladies de l'utérus. — **Michaux.** Vulve et Vagin — **Segond.** Annexes de l'utérus, ovaires, trompes, ligaments larges, péritoine pelvien. — **Kirmisson.** Maladies des membres.

Traité d'Anatomie Humaine

PUBLIÉ SOUS LA DIRECTION DE

P. POIRIER et **A. CHARPY**

Professeur agrégé à la Faculté de médecine de Paris
Chirurgien des hôpitaux

Professeur d'anatomie à la Faculté de médecine de Toulouse

PAR MM.

A. CHARPY
Professeur d'anatomie à la Faculté de Toulouse

A. NICOLAS
Professeur d'anatomie à la Faculté de Nancy

A. PRENANT
Professeur d'histologie à la Faculté de Nancy

P. POIRIER
Professeur agrégé à la Faculté de médecine de Paris
Chirurgien des hôpitaux

P. JACQUES
Professeur agrégé à la Faculté de Nancy
Chef des travaux anatomiques

RIEFFEL
Chef des travaux anatomiques à la Faculté de médecine de Paris
Chirurgien des hôpitaux

4 volumes grand in-8°. En souscription : 125 fr.

Chaque volume est illustré de nombreuses figures, la plupart tirées en plusieurs couleurs, d'après les dessins originaux de MM. Ed. CUYER et A. LEUBA.

M. P. Poirier s'est associé pour la direction de cette importante publication son ami et collaborateur Adrien Charpy, professeur d'anatomie à la Faculté de médecine de Toulouse. En réunissant leurs efforts les directeurs pourront en hâter l'achèvement et le mener à bonne fin dans le courant de l'année 1899.

ÉTAT DE LA PUBLICATION (1er janvier 1899)

Tome I. — (**Deuxième édition, revue et augmentée**). — ***Embryologie.*** — ***Ostéologie.*** — ***Arthrologie.***
Un volume grand in-8° avec 814 figures.
20 fr.

Tome II. — 1er Fascicule : ***Myologie.*** Embryologie. Histologie. Peauciers et aponévroses.
Un volume grand in-8° avec 312 figures.
12 fr.

2e Fascicule : ***Angéiologie.*** (Cœur et Artères.) Histologie.
Un volume grand in-8° avec 145 figures.
8 fr.

3e Fascicule : ***Angéiologie.*** Capillaires. Veines.
Un volume grand in-8° avec 75 figures.
6 fr.

Tome III. — 1er Fascicule : ***Système nerveux.*** Méninges. Moelle. Encéphale. Embryologie. Histologie.
Un volume gr. in-8° avec 201 figures.
10 fr.

2e Fascicule : ***Système nerveux.*** Encéphale.
Un volume gr. in-8° avec 206 figures.
12 fr.

Tome IV. — 1er Fascicule : ***Tube digestif.*** Développement. Bouche. Pharynx. Œsophage. Estomac. Intestin.
Un volume grand in-8° avec 158 figures.
12 fr.

2e Fascicule : ***Appareil respiratoire.*** Larynx. Trachée. Poumons. Plèvre. Thyroïde. Thymus.
Un volume grand in-8° avec 121 figures.
6 fr.

IL RESTE A PUBLIER

Un fasc. du tome II. (***Lymphatiques.***) Un fasc. du tome III. (***Nerfs périphériques. Organes des sens.***) Un fascicule du tome IV. (***Organes génito-urinaires.***)

Traité de Physiologie, par **J.-P. MORAT**, professeur à l'Université de Lyon, et **Maurice DOYON**, professeur agrégé à la Faculté de médecine de Lyon. 5 vol. gr. in-8° avec nombreuses figures noires et en couleurs. *En souscription*. . . . . **50** fr.

I. **Fonctions de nutrition** : *Circulation*, par M. Doyon; *Calorification*, par J.-P. Morat. 1 vol. grand in-8° avec 173 fig. noires et en couleurs . . . . **12** fr.

Code pratique des honoraires médicaux, *ouvrage indispensable aux médecins, chirurgiens, sages-femmes, chirurgiens-dentistes, pharmaciens, étudiants*, par le Dr **Ch. FLOQUET**, médecin en chef du Palais de justice et du Tribunal de commerce, membre de la Société de médecine légale de France, licencié en droit, avec une préface de M. le professeur **BROUARDEL**, doyen de la Faculté de médecine de Paris. 2 vol. in-18 jésus de 746 pages. **10** fr.

Les défenses naturelles de l'organisme; *leçons professées au Collège de France*, par **A. CHARRIN**, professeur remplaçant au Collège de France, directeur du laboratoire de médecine expérimentale (Hautes-Études), ancien vice-président de la Société de Biologie. médecin des hôpitaux. 1 volume in-8° . . . . **6** fr.

Consultations médicales sur quelques maladies fréquentes. *Quatrième édition, revue et considérablement augmentée*, suivie de **quelques principes de Déontologie médicale** et précédée de **quelques règles pour l'examen des malades**, par le Dr **J. GRASSET**, professeur de clinique médicale à l'Université de Montpellier, correspondant de l'Académie de médecine. 1 volume in-16, reliure souple, peau pleine . . . . **4** fr. **50**

Traité des maladies chirurgicales d'origine congénitale, par le Dr **E. KIRMISSON**, professeur agrégé à la Faculté de médecine, chirurgien de l'Hôpital Trousseau, membre de la Société de Chirurgie. 1 vol. grand in-8° avec 311 figures dans le texte et 2 planches en couleurs. . . . . **15** fr.

Traité d'Ophtalmoscopie, par **Étienne ROLLET**, professeur agrégé à la Faculté de médecine, chirurgien des hôpitaux de Lyon. 1 vol. in-8° avec 50 photographies en couleurs et 75 figures dans le texte, cartonné toile, tranches rouges. . . . . **9** fr.

DUCLAUX (E.), membre de l'Institut, professeur à la Sorbonne et à l'Institut agronomique, Directeur de l'Institut Pasteur.

Traité de Microbiologie. I. *Microbiologie générale,* 1 vol. grand in-8°, avec figures dans le texte. . . . . **15** fr.

II. *Diastases, toxines et venins,* 1 vol. grand in-8°, avec figures dans le texte . . . . **15** fr.

DIEULAFOY (G.), professeur de clinique médicale à la Faculté de médecine de Paris, médecin de l'Hôtel-Dieu, membre de l'Académie de médecine.

Clinique médicale de l'Hôtel-Dieu (1896-1897). 1 vol. grand in-8, avec figures dans le texte et 1 planche hors texte. **10** fr.

Clinique médicale de l'Hôtel-Dieu (1897-1898). 1 vol. grand in-8°, avec figures dans le texte . . . . **10** fr.

Manuel de Pathologie interne. *Dixième édition revue et augmentée.* 4 vol. in-16 diamant avec figures en noir et en couleurs, cartonnés à l'anglaise, tranches rouges . . . . **28** fr.

HAYEM (Georges), membre de l'Académie de médecine, professeur à la Faculté de médecine de Paris.

Leçons de Thérapeutique : *Les médications.* 4 vol. gr. in-8°. **36** fr.

Les agents physiques et naturels. 1 vol. gr. in-8°, avec figures et carte. . . . . **12** fr.

DUVAL (Mathias), professeur d'histologie à la Faculté de médecine de Paris, membre de l'Académie de médecine.

Précis d'Histologie. 1 fort vol. grand in-8°, avec 408 figures dans le texte. . . . . **18** fr.

PANAS (Ph.), professeur de clinique ophtalmologique à la Faculté de médecine de Paris, chirurgien de l'Hôtel-Dieu, membre de l'Académie de médecine.

Leçons de clinique ophtalmologique professées à l'Hôtel-Dieu, recueillies et publiées par le Dr A. Castan, de Béziers. 1 vol. in-8° avec figures dans le texte. . . . . **5** fr.

PONCET (A.), professeur de clinique chirurgicale à la Faculté de médecine de Lyon, chirurgien en chef de l'Hôtel-Dieu, et **L. BERARD**, chef de clinique à la Faculté de médecine de Lyon, ancien interne des hôpitaux.

Traité clinique de l'actinomycose humaine, des pseudo-actinomycoses et de la botryomycose. 1 vol. in-8°, avec 45 figures dans le texte et 4 planches hors texte en couleurs. . . . **12** fr.

LAVERAN (A.), membre de l'Académie de médecine, membre correspondant de l'Institut de France et de l'Académie de médecine de St-Pétersbourg.

Traité du Paludisme. 1 vol. grand in-8°, avec 27 figures dans le texte et 1 planche en couleurs. . . . . **10** fr.

WALLER (Augustus), M.D., F.R.S., professeur de physiologie au Saint-Mary's Hospital, à Londres.

Éléments de Physiologie humaine, traduit de l'anglais par le Dr Herzen, professeur de physiologie à l'Université de Lausanne. 1 vol. in-8°, avec 311 figures dans le texte . . . . **14** fr.

Traité de Gynécologie

CLINIQUE ET OPÉRATOIRE

Par le Dr Samuel POZZI

Professeur agrégé à la Faculté de médecine, Chirurgien de l'hôpital Broca,
Membre de l'Académie de médecine

TROISIÈME ÉDITION, REVUE ET AUGMENTÉE

1 vol. in 8° de XXII-1270 pages, avec 628 fig. dans le texte. Relié toile. . 30 fr.

Je n'ai pas à faire l'éloge de ce traité qui, traduit en allemand, en anglais, en espagnol, en italien et en russe, a fait connaître la gynécologie française au monde entier. La troisième édition aura tout le succès des deux premières, si rapidement épuisées, parce que, comme ses sœurs aînées, elle a le mérite de contenir et de mettre au point les découvertes les plus récentes, sans rien négliger des acquisitions antérieures de la science gynécologique.

..... L'ordonnance générale du traité n'est pas changée, mais de nombreuses additions et des figures multiples sont venues l'enrichir. La thérapeutique chirurgicale des opérations pelviennes, en particulier, a été complètement revisée, et M. Pozzi, tout en restant laparotomiste convaincu, reconnaît à l'hystérectomie vaginale la large place qui lui est due.... Au point de vue thérapeutique, je mentionnerai, comme nouvelles, les pages relatives aux différents procédés d'hystéropexie vaginale recommandés ces derniers temps, celles qui sont consacrées au traitement chirurgical du prolapsus et de périnéorrhaphie dont l'auteur donne un nouveau procédé, enfin, et surtout, un petit chapitre relatif à la chirurgie conservatrice des ovaires (résection, ignipuncture). — L'anatomie pathologique et la bactériologie tiennent une grande place; de nombreuses figures originales inédites viennent très heureusement compléter des descriptions qui seraient un peu ardues à la simple lecture.

E. Bonnaire (*Presse médicale*, 2 janvier 1897).

Précis d'Obstétrique

PAR MM.

A. RIBEMONT-DESSAIGNES
Agrégé de la Faculté de médecine,
Accoucheur de l'hôpital Beaujon
Membre de l'Académie de médecine

G. LEPAGE
Professeur agrégé à la Faculté de médecine
de Paris,
Accoucheur de l'hôpital de la Pitié

QUATRIÈME ÉDITION

AVEC 590 FIGURES DANS LE TEXTE DONT 437 DESSINÉES PAR M. RIBEMONT-DESSAIGNES

1 vol. grand in-8° de XXIV-1405 pages, relié toile. . . . . 30 fr.

Le Précis d'Obstétrique de MM. Ribemont-Dessaignes et Lepage est un bel et bon ouvrage, appelé à rendre de grands services aux praticiens par son plan et son exécution qui sont parfaits. Tenant le milieu entre les Manuels qui tentent les étudiants, mais ne leur apprennent pas grand'chose, et les traités magistraux qu'ils n'ont guère le temps ni les moyens d'aborder, cet ouvrage nous paraît réaliser parfaitement le but des auteurs, d'être un livre d'enseignement proprement dit. Et cet enseignement, c'est, dans ses grandes lignes, celui de M. Tarnier et de M. Pinard.

(*Revue scientifique.*)

Cet ouvrage est appelé à rendre de grands services, non seulement à l'étudiant qui prépare ses examens, mais aussi au praticien, abandonné qu'il est, la plupart du temps, au milieu des multiples difficultés de la clinique, et avec une instruction pratique souvent insuffisante....

... Ce précis est donc le résumé très complet et très clair de l'art des accouchements; il est pratique pour le clinicien et l'étudiant, en même temps qu'intéressant pour le savant, et les auteurs seront récompensés de leur travail considérable par le succès qui les attend.

(*Revue de chirurgie.*)

BIBLIOTHÈQUE
d'Hygiène thérapeutique

DIRIGÉE PAR

Le Professeur PROUST

Membre de l'Académie de médecine, Médecin de l'Hôtel-Dieu,
Inspecteur général des Services sanitaires.

Chaque ouvrage forme un volume in-16, cartonné toile, tranches rouges et est vendu séparément : **4** fr.

Chacun des volumes de cette collection n'est consacré qu'à une seule maladie ou à un seul groupe de maladies. Grâce à leur format, ils sont d'un maniement commode. D'un autre côté, en accordant un volume spécial à chacun des grands sujets d'hygiène thérapeutique, il a été facile de donner à leur développement toute l'étendue nécessaire.

L'hygiène thérapeutique s'appuie directement sur la pathogénie ; elle doit en être la conclusion logique et naturelle. La genèse des maladies sera donc étudiée tout d'abord. On se préoccupera moins d'être absolument complet que d'être clair. On ne cherchera pas à tracer un historique savant, à faire preuve de brillante érudition, à encombrer le texte de citations bibliographiques. On s'efforcera de n'exposer que les données importantes de pathogénie et d'hygiène thérapeutique et à les mettre en lumière.

VOLUMES PARUS :

L'Hygiène du Goutteux, par le Professeur PROUST et A. MATHIEU, médecin de l'hôpital Andral.

L'Hygiène de l'Obèse, par le Professeur PROUST et A. MATHIEU, médecin de l'hôpital Andral.

L'Hygiène des Asthmatiques, par E. BRISSAUD, professeur agrégé, médecin de l'hôpital Saint-Antoine.

L'Hygiène du Syphilitique, par H. BOURGES, préparateur au laboratoire d'hygiène de la Faculté de médecine.

Hygiène et thérapeutique thermales, par G. DELFAU, ancien interne des hôpitaux de Paris.

Les Cures thermales, par G. DELFAU, ancien interne des hôpitaux de Paris.

L'Hygiène du Neurasthénique, par le Professeur PROUST et G. BALLET, professeur agrégé, médecin des hôpitaux de Paris.

L'Hygiène des Albuminuriques, par le Dr SPRINGER, ancien interne des hôpitaux de Paris, chef du laboratoire de la Faculté de médecine à l'hôpital de la Charité.

L'Hygiène des Tuberculeux, par le Dr CHUQUET, ancien interne des hôpitaux de Paris, médecin consultant à Cannes, avec une préface du Dr DAREMBERG, correspondant de l'Académie de médecine.

Hygiène et thérapeutique des maladies de la bouche, par le Dr CRUET, dentiste des hôpitaux de Paris, avec une préface du Pr LANNELONGUE, membre de l'Institut.

VOLUMES A PUBLIER :

L'Hygiène du Diabétique, par le professeur PROUST et A. MATHIEU, médecin de l'hôpital Andral. (*Sous presse.*)

L'Hygiène des Maladies du Cœur, par le Dr VAQUEZ, médecin des hôpitaux de Paris. (*Sous presse.*)

L'Hygiène des Maladies de la Peau, par le Dr THIBIERGE, médecin de l'hôpital de la Pitié.

L'Hygiène des Dyspeptiques, par le Dr LINOSSIER.

Traité des Maladies de l'Enfance

PUBLIÉ SOUS LA DIRECTION DE MM.

J. GRANCHER

PROFESSEUR A LA FACULTÉ DE MÉDECINE DE PARIS
MEMBRE DE L'ACADÉMIE DE MÉDECINE, MÉDECIN DE L'HOPITAL DES ENFANTS-MALADES

J. COMBY
MÉDECIN DE L'HOPITAL DES ENFANTS-MALADES

A.-B. MARFAN
AGRÉGÉ, MÉDECIN DES HOPITAUX

5 forts volumes grand in-8, avec figures dans le texte . . . . . . **90** francs

Tome Ier. — 1 vol. grand in-8° de 816 pages avec figures dans le texte. . . . . **18** fr.
Préface. — Physiologie et hygiène de l'enfance. — Considérations thérapeutiques sur les maladies de l'enfance. — Maladies infectieuses.

Tome II. — 1 vol. grand in-8° de 818 pages avec figures dans le texte. . . . . . **18** fr.
Maladies générales de la nutrition. — Maladies du tube digestif.

Tome III. — 1 vol. grand in-8° de 950 pages avec figures dans le texte . . . . . **20** fr.
Abdomen et annexes. — Maladies de l'appareil circulatoire. — Nez, larynx et annexes.

Tome IV. — 1 vol. grand in-8° de 880 pages avec figures dans le texte . . . . . . **18** fr.
Maladies des bronches, du poumon, des plèvres. — Maladies du système nerveux.

Tome V. — 1 vol. grand in-8° de 890 pages avec figures dans le texte. . . . . . . **18** fr.
Organes des sens. — Maladies de la peau. — Maladies du fœtus et du nouveau-né. — Maladies chirurgicales des os, articulations, etc. — Table alphabétique des matières des cinq volumes.

Traité de Thérapeutique Chirurgicale

PAR

Émile FORGUE
Professeur de clinique chirurgicale
à la Faculté de médecine de Montpellier
Membre correspondant de la Société de chirurgie
Chirurgien en chef de l'hôpital Saint-Eloi
Médecin-major hors cadre

Paul RECLUS
Professeur agrégé
à la Faculté de médecine de Paris
Chirurgien de l'hôpital Laënnec
Secrétaire général de la Société de chirurgie
Membre de l'Académie de médecine

DEUXIÈME ÉDITION ENTIÈREMENT REFONDUE

AVEC 472 FIGURES DANS LE TEXTE

2 volumes grand in-8° de 2116 pages . . . . . . **34** fr.

C'est un livre nouveau plutôt qu'une édition nouvelle que viennent de faire paraître MM. Forgue et Reclus. Nombreux sont en effet les chapitres inédits dans cet ouvrage, et il n'est pour ainsi dire pas de page où quelque addition n'ait été apportée. Nous retrouvons partout les qualités dominantes qui nous avaient déjà frappé lors de la première édition, c'est-à-dire la clarté de l'exposition, la simplicité du plan, et surtout la sage discussion des interventions chirurgicales. Les auteurs ont en effet comblé une lacune dans la bibliographie chirurgicale en donnant un livre qui soit à la fois une œuvre de médecine opératoire clinique et en même temps un traité des indications, et l'on comprend facilement que le succès d'un pareil travail ait obligé les auteurs à en publier rapidement une deuxième édition. Dans celle-ci on peut se rendre compte en quelque sorte des progrès, des modifications qui sont survenues depuis ces dernières années dans la thérapeutique chirurgicale...

(*Lyon-médical*, 18 février 1898.)

39065. — Imprimerie Lahure, rue de Fleurus, 9, à Paris.